いつもの食材ですぐできる

おうちで薬膳
毒出しスープ

中医師、「薬石花房 幸福薬局」代表 幸井俊高

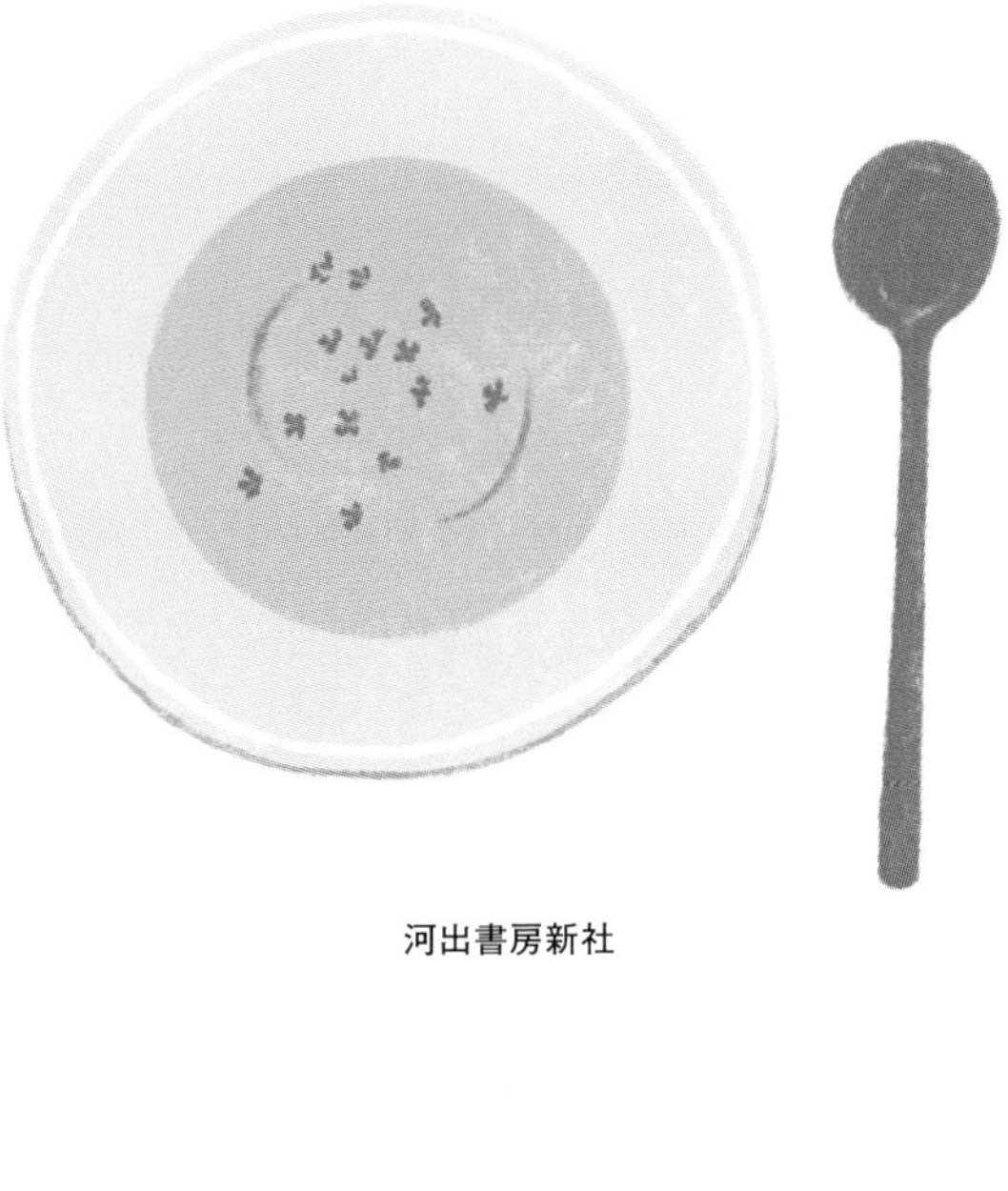

河出書房新社

薬膳スープで「毒出し」しましょう

食材の有効成分は、スープにすることで引き出されます。
これは、生薬を煎じる漢方薬の作り方とまったく同じ。
体にたまった毒――長引く不調のもとをおだやかに取り去ります。

「毒出し」とは、体にとって不要なもの、有害なものを取り去ること。
これを漢方や薬膳では「解毒」といいます。

身近な野菜、海藻、きのこ、豆などには、
解毒作用や、「気・血・水」の巡り・臓腑の機能を高める働きがあります。

これらの毒出し食材をスープにして食べましょう。
漢方薬は古来、煎じて服用します。
それと同じように、食材もスープにすることで
それぞれの有効成分が効果的に抽出されます。

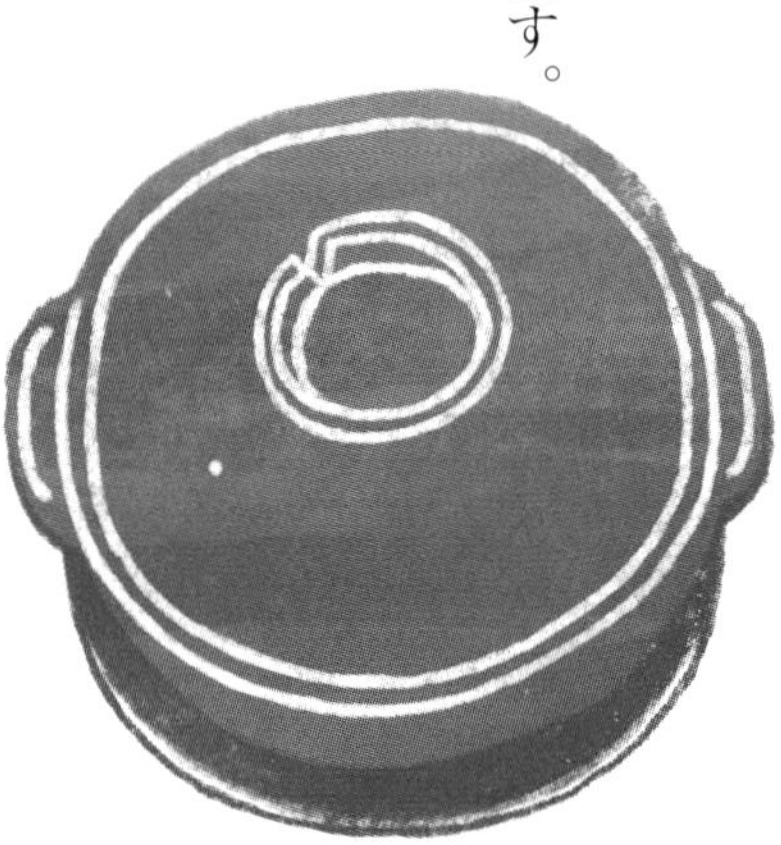

温かいスープは巡りをよくする

「冷え」は毒をためる原因のひとつ。温かいスープは芯から体を温めて血行をよくすることで、毒（老廃物など）が動き出し、排出されやすくなります。

※体質や不調のタイプによっては冷たいスープが効果的な場合もあります。

煮ることで有効成分の吸収アップ

食材を煮るとやわらかくなり、有効成分が溶け出して消化吸収がよくなります。また、複数の食材を使うと、それぞれの有効成分が相乗効果、相互作用を生み、毒出し効果が向上します。

まとめ作りで手軽に続けられる

数回分をまとめて作れば、時間がないときも簡単に食べられ、こまめに毒出しすることが可能に。ごはん、もちなどを足すだけで、「ワンボウルの毒出し食」も完成。

「濃い味・高塩分」を避けられる

濃い味、こってりした料理の食べすぎも、毒をためる原因です。複数の食材を使うスープは、うまみが重なり、薄味でもおいしくて満足できます。

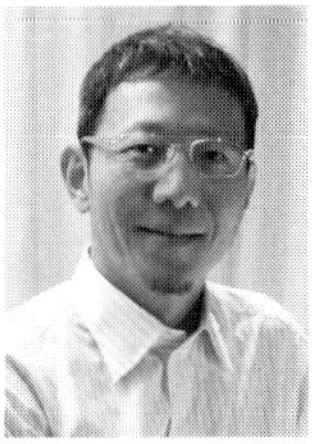

幸井俊高

中医師、帝国ホテルプラザ内
「薬石花房 幸福薬局」代表。
東京大学薬学部、
中国・国立北京中医薬大学卒業。

薬膳で毒出し 解説編

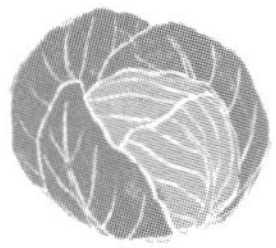

毒出しスープ レシピ編

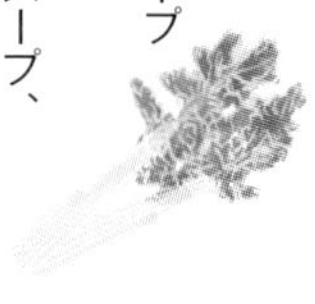

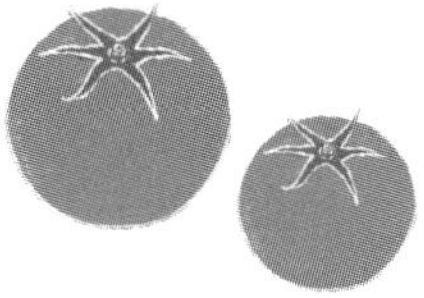

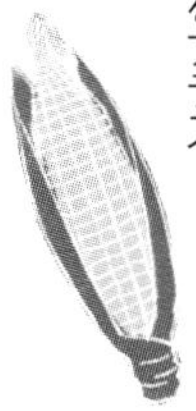

この本では

レシピのルール

- 分量の大さじ1は15㎖、小さじ1は5㎖です。
- だしは昆布だしです。酒は日本酒です。
- 塩こうじは、市販の液体タイプを使っています。
- 加熱時間などは、調理器具や道具によって変わるので目安にしてください。

食材について

- 食材の味を生かしたシンプルレシピなので、できれば旬の新鮮な材料を使ってください。よい食材ほど「いい味」が出ます。
- にんじん、大根などの根菜は皮つきのまま使っています。とうもろこしのヒゲ、冬瓜のわたなどもそのまま使っていますが、気になる場合は取り除いてもかまいません。

味つけについて

- 味つけは、スープをたっぷり食べても塩分オーバーにならないよう、薄味になっています。一口飲んで薄いと思っても、ひと皿食べ終わると満足感が得られるでしょう。どうしても物足りないときは、塩を少し足してみてください。
- 濃い味つけは余分なもので、一種の毒でもあります。濃い味つけを習慣にすると毒がたまりやすくなるので、薄味に慣れるようにしましょう。
- 市販のだしの素、コンソメなどは使わないことをおすすめします。とくに添加物の多いものは避けましょう。異物として吸収されず、体に負担をかけるので毒出しをジャマします。

体質・症状について

- 体質は、年齢や季節・生活・食習慣の変化によって微妙に変わります。自分の体質はこうと決めつけずに、柔軟にとらえましょう。
- スープを食べ、生活・食習慣を改めても、症状が改善しなかったり悪化するようなら、医師の診断を受けることをおすすめします。

薬膳で毒出し

解説編

「毒」とは、
体にたまった老廃物、余分な熱、
水分や湿気、外から取り込んでしまった
有害物質など、体にとって不要なもの、
有害なものです。
不調を改善し、健康を維持するためには、
毒を出す必要があります。

なぜ毒はたまるのか、
毒を出すためにはどうしたらいいのか。
そのための食材選び、
体質別対処法、調理のポイントなど、
まずは基本を知りましょう。

気になる不調が長引いたら……。体に毒がたまっている証拠です。

疲労、肌のトラブル、便秘、冷え、のぼせ、食欲不振、頭痛、不眠、肥満など……。病院に行くほど重くはないけれど、慢性化して長引き、ちょっと気がかりな不調はいろいろあります。その原因は、いつのまにか体内にたまった毒のせいかもしれません。

漢方や薬膳では、毒とは「余分な水や熱、老廃物など」と考えます。毒がたまると少しずつ健康が損なわれ、不調があらわれます。すると、体の機能が落ちるので毒が排出しにくくなり、さらに毒がたまる。こんな悪循環に陥ると、不調が長引きます。

なぜ、毒はたまるのでしょうか。それは、健康を維持するための3つの大事な要素「気《き》・血《けつ》・水《すい》」の巡りが悪くなっているから。不調のもとをたどっていくと、内臓の働きや血行の悪化、エネルギーの不足、余分な熱や水分の滞留など、巡りが滞っていることがわかります。まずは、「気・血・水」とはなにか、これらの巡りがどんな不調と関係するのかをみていきましょう。

気

「気」とは、生命を維持する根本的なエネルギーのこと。食事、呼吸、休息によって作られ、これらが足りないと気は不足したり、巡りが悪くなります。すると全身にエネルギーがゆきわたらなくなるので「血」「水」の巡りも悪くなり、毒がたまって不調の原因に。

気の巡りが悪くなる

血・水の巡りが悪くなる

余分な水がたまる
血行が悪くなる

こんな不調の原因に

だるさ、疲労感
やる気が出ない
吹き出物
情緒不安定
お腹の膨満感
肌のたるみ、目のクマ
のぼせ、急な発汗
ゆううつ
ストレスに弱い
不眠、イライラ

血

「血」とは、血液そのものだけでなく、血液が全身に栄養分を巡らせる働き全体を指します。さらに精神や思考の安定にも関わっています。血が不足したり、その巡りが悪くなると栄養が全身にゆきわたらず、老廃物の運搬も滞って毒がたまり、さまざまな不調を引き起こします。

血の巡りが悪くなる

栄養がゆきわたらない
老廃物がたまる

こんな不調の原因に

手足の冷え
冷えのぼせ
イライラ、不安
目のクマ
静脈瘤、青あざ
むくみ
肩こり、頭痛、生理痛
不眠、精神不安定
めまい、ふらつき
目の疲れ

水

「水」とは、血液以外の体液（リンパ液、消化液、唾液、汗、尿など）を指すとともに、体内の水分の代謝を指します。水には、余分な熱を冷まし、体を潤す働きがあります。水の巡りが悪くなると水毒（水の過不足、代謝の悪化）となり、いろいろな不調のもとに。

水の巡りが悪くなる

水の代謝が悪化
余分な水がたまる

こんな不調の原因に

顔や体のむくみ
関節の痛み・こわばり
めまい、頭痛
雨の日の不調
吹き出物、湿疹、水疱
多汗
下痢、軟便
肥満（ぽっちゃり太り）
吐き気、むかつき

巡りをよくして毒を出すために食習慣と生活習慣を見直しましょう。

「気・血・水」の巡りが悪くなる原因は、知らず知らずのうちに続けている食習慣と生活習慣によることが少なくありません。たとえば、心配事やストレスが続くと気が滞ります。また、冷たいもの、脂っこいものばかり食べると、血の巡りが悪くなります。さらに味の濃いもの、深酒が習慣になっていると水の巡りが滞ってしまいます。こうした習慣を見直すことで、全体の巡りがよくなり、毒出しと不調改善につながります。

また、もともとの体質も大きく関わっています(体質についてはP14～)。たとえば、「捨《しゃ》」の体質の人は、過剰な水、栄養をため込みやすく、逆に「補《ほ》」の人は水も栄養も不足しがちです。また「流《りゅう》」の人は、気血水ともに停滞しやすく、巡りが悪くなりがちです。そして「調《ちょう》」の人は、いろいろな要素が不安定になりやすいのです。

不調の原因を知るには、まず自分の体質を知り、偏った食生活や無理な生活習慣をしていないかを考え、それらを重ね合わせてみることが大切です。

巡りを悪くする原因は……

もともとの体質

プラス

巡りを悪くする 食習慣

冷たい料理・おやつが好き
生野菜・生ものが好き
甘いものの食べすぎ
辛い料理が好き
脂っこいものが好き
塩辛い味つけが好き
ジュースをよく飲む
毎日でも缶コーヒー
インスタント食品が多い
お腹一杯食べてしまう
etc.

巡りを悪くする 生活習慣

日常的に運動不足
ほとんど歩かない
一日中同じ姿勢
食事が不規則
夜更かししがち
朝起きられない
慢性の睡眠不足
ゆっくり休んでいない
ストレス・不安
薄着・裸足が多い
アルコールが好き
タバコが好き
etc.

↓

気血水の巡りが悪くなる

↓

毒がたまり、不調が長引く

現代人の体質は4つのタイプに分けられます。

毒を出して不調を改善するためには、まず自分の体質を知りましょう。毒出しに有効な食材は数々ありますが、体質に合わないものを食べれば逆効果になりかねません。

この本では、現代人に多くみられる体質を4つのタイプに分けています。「補」「捨」「流」「調」は、それぞれ体に必要なものが「不足している」「過剰である」「流れが悪い」「アンバランス」体質です。左頁のチェックシートで、チェック数が多いものがあなたの体質です。複数タイプにチェックがある人は、複数の体質を兼ね備えています。また、年齢や季節、気候によって体質に微妙な変化が起こることもあります。体調や不調に変化を感じたときは、もう一度チェックし直すこともおすすめします。

どんな食材を食べたらいいのかは、「体質に適した食材（P16〜）」を参考にし、さらに「食材の基本性質（P24〜）」と「『気・血・水』の巡りをよくする食材（P26〜）」「季節に合わせた食材選び（P29）」も重ね合わせて選ぶようにしましょう。

補捨流調チェックシート

	補	捨	流	調
疲労	動きたくない 息切れする 立ちくらみする	重だるい倦怠感 頭がぼんやりする 手足がだるい	急に疲れる やる気が失せる 急に疲労回復する ゆううつ感	活力が湧かない 元気がない
食・肥満	食欲不振 消化不良 ちょっと食べても 太りやすい	食べすぎの傾向 体が重だるい 水太りの場合も	腹部に膨満感あり ストレスで 食べることがある	太った部分を触ると 冷たい ときどき過食も
お通じ	食後すぐ便意 軟便 出始めは 硬いことも	便が硬く少ない お腹の張り ガスが臭い	切れ切れの細い便 ストレスで下痢も	軟便・下痢が一日 数回ある ころころした便も
冷え性	手足 太ももの内側 下腹部が冷える	夏のクーラー 冬の寒気が苦手	手足の末端が冷える または冷えのぼせが ある	寒がりで厚着 暖房を好む 腰から下が冷える トイレが近い
むくみ	下半身がむくみやすい 多汗 手足のしびれも	重だるいむくみ だるさを伴う 尿量が少ない	軽度のむくみを 繰り返す	下半身がむくむ 冷え・排便異常・ 頻尿を伴う
肌	顔につやがない 乾燥 くすみがある シミが濃い	脂性で赤く なりやすい 毛穴が目立つ シミが濃い	目の下のクマ 色素沈着がある にきび痕 シミが目立つ 乾燥気味	顔色が悪い 髪質・毛量の衰退 老けてみえる
肩こり	肩は凝るが触ると やわらかい、または 筋張っている	むくみを伴うような凝り 吐き気がすることも	肩は硬く もまれると痛い	凝っているところが カチカチに硬い
頭痛	しくしく痛む 疲れると悪化する	吐き気を伴うような 痛み	刺すように痛む 脈打つような痛み	がんがん痛む 割れるように痛む
そのほかの症状	ときどき動悸がする 全身に汗をかきやすい 唇が荒れる 頭がぼーっとする	ときどき頭が重くなる 雨の日に体調が 悪くなる 関節が痛む 乗り物酔いする	イライラしやすい ストレス・緊張に弱い 胸苦しさを 感じることがある	腰痛 足腰のだるさがある めまい・耳鳴りがする 物忘れしやすい 眠りが浅い

補の体質

体に必要なものが不足しがちな体質。元気、栄養、潤いを補いましょう。

「補」の体質は、虚弱体質、不足体質といえます。不足しているのは、元気、栄養、潤いです。食が細い、偏食がひどい、食事が不規則などの理由で栄養、水分の量が足りていないか、胃腸が弱いか、疲労が蓄積しているせいで十分に消化吸収ができていないからと考えられます。この体質がなりやすい不調は、疲れやすい、顔色が悪い、目が疲れやすい、頭がぼーっとする、手足のしびれ、髪や爪が弱い、肌の乾燥やかゆみなどです。また、不整脈などの心臓病、貧血、アトピー性皮膚炎などアレルギー疾患、甲状腺機能低下症、うつ病、不眠症、不妊症などの病気になりやすくなります。

食材は、補の性質を持つものを意識して選びましょう。冷たいもの、生ものは巡りを悪くしてしまうので、温かい料理、スープにして食べるのがベターです。また、辛いもの、こってりしたものは胃腸に負担をかけるので、食べすぎないように。

補 の体質

食材

※赤字はとくにおすすめ食材

補の性質(元気や潤いを補う)を持つ食材を中心に選びましょう。

【肉類】豚肉 ➡ 元気、栄養、潤いすべてを補う
鴨肉、合鴨、牛肉、鶏肉、レバー、ラム
【魚介類】いか、いわし、うなぎ、えび、牡蠣、かつお、鮭、たこ、ぶり、まぐろ
【卵・乳類】卵、牛乳、生クリーム、チーズ、バター、ヨーグルト
【穀類・いも類】米、もち、くず粉、さつまいも、じゃがいも、やまといも、長いも
【豆類・ナッツ類】大豆、納豆、枝豆、ひよこ豆、松の実、アーモンド
【野菜・きのこ類】冬瓜、とうもろこし、オクラ、かぶ、かぼちゃ、トマト、にんじん、ほうれん草、まいたけ、れんこん、エリンギ、しいたけ、しめじ

生活習慣

・早寝早起きを心がける。
・疲れをためないように努力する。
・冷房や薄着などに注意する。
・部屋の乾燥を防ぐ。
・意識して水分を摂る。
・睡眠時間をたっぷりとる。

食べ方の注意

・偏食を改める。
・朝食抜きはNG。
・遅い時間に夕食を食べるのはNG。
・辛い料理は控えめに。
・にんにく、スパイスの摂りすぎに注意
・冷たいものを食べすぎない。
・甘いものを食べすぎない。
・温かい料理、飲みものを選ぶ。

捨の体質

体に余分なものをため込みやすい体質。たまったものを捨て、軽快になりましょう。

「捨」の体質は、過剰体質、ため込み体質です。体の中に過剰な栄養、水分、熱、老廃物がたまっています。メタボリック症候群になりやすい体質ともいえます。

この体質に起こりやすい不調は、重だるさ、脂性肌、頭痛、めまい、耳鳴り、喉がつかえる感じ、むくみ、痰、イライラ、赤ら顔などがあります。さらに糖尿病、高血圧、心臓病、痛風、肝臓や腎臓病、睡眠時無呼吸症候群、気管支炎、鼻炎、じんましん、化膿性疾患、子宮筋腫などの病気にもなりやすい体質です。

栄養や水分をため込んでしまう理由は、日常的に食べすぎていることと、食事の好みが大きく関わっています。脂っこい料理や食材、味の濃いもの、冷たいもの、アルコールが好きな場合が多いようです。また、疲労の蓄積、運動不足も原因です。

食事は、捨の性質を持つ食材中心にし、薄味と腹八分を心がけ、間食やアルコールを控えましょう。一日に一度は、お腹を空っぽにし、適度な運動をすると効果的です。

捨の体質

食材

※赤字はとくにおすすめ食材

捨の性質(余分な栄養、水分を排出する)を持つ食材を中心に選びましょう。

【肉類】牛タン、砂ぎも
【魚介類】あさり、しじみ、あゆ、たい、すずき
【穀類・いも類】オートミール、春雨、そば、はと麦、玄米
【豆類・ナッツ類】豆腐、黒豆、そら豆、小豆、緑豆
【野菜・きのこ類】かぶ、キャベツ、きゅうり、クレソン、ゴーヤ、ごぼう、小松菜、さといも、パクチー、春菊、ミント、せり、セロリ、大根、たけのこ、玉ねぎ、チンゲン菜、冬瓜、なす、菜の花、白菜、ほうれん草、レタス、梅干し、柚子、レモン
【海藻】わかめ、昆布、もずく ➡ 老廃物、余分な熱を排出する

生活習慣

- 適度な運動を心がける。
- 過食や飲酒を控える。
- やけ食い、深酒を避ける。
- ジュース、缶コーヒーを控える。
- ストレッチでストレスを解消。
- 入浴で芯から汗をかく。

食べ方の注意

- 肉食を控える。
- 暴飲暴食はNG。
- 味つけはあっさりと。
- にんにく、しょうがを食べすぎない。
- 揚げものは控えめに。
- 冷たいものを食べすぎない。
- 甘いものを食べすぎない。
- 香りのよい食材で巡りをアップ。

流の体質

体内の流れが停滞している体質。流れをよくし、しなやかに生きましょう。

「流」の体質は、停滞体質、どろどろ体質といえます。停滞しているのは、気、血、水。これらの巡り＝流れが悪くなっている状態です。流の体質で起こりやすい不調は、気の流れの悪化による膨満感や痛み、血の流れの悪化による冷え、のぼせ、凝り、痛み、色素沈着、水の流れの悪化によるむくみ、湿疹などです。また、自律神経失調症、うつ病、胃潰瘍、高血圧、心臓病、脳血管障害、肝機能障害、過敏性腸症候群、生理痛、生理不順、子宮筋腫、子宮内膜症などの病気にかかりやすくなります。

流れが悪くなる理由は、日常的に強いストレスや緊張にさらされている、暴飲暴食、環境の急変などがあります。冷えも原因に。冷えの改善にはときに適度なアルコールが効果的ですが、飲みすぎると余分な水をため込み、巡りが悪化するので注意しましょう。

食事は、流の性質を持つ食材を選び、温かい料理やスープで食べましょう。気の巡りをよくする香りのよい香味野菜もおすすめです。

流の体質

食材

※赤字はとくにおすすめ食材

流の性質(体内の流れをよくする)を持つ食材を中心に選びましょう。

【肉類】鴨肉

【魚介類】あさり、はまぐり、たい、すずき ➡ 水の流れを促進

さば、いわし、ぶり、鮭、ちりめんじゃこ、かじきまぐろ

【穀類・いも類】コーンミール、赤米、黒米

【豆類・ナッツ類】小豆、黒豆、カカオ、ひまわりの種

【野菜・きのこ類】玉ねぎ ➡ 気、血の流れを促進

青じそ、パクチー、にら、パセリ、三つ葉、エシャロット、クレソン、春菊、せり、セロリ、チンゲン菜、とうもろこし、なす、菜の花、レタス

【果物】ブルーベリー、プルーン ➡ 血の流れを促進

きんかん、柚子、グレープフルーツ、レモンの皮

生活習慣

- ・プラス思考を心がける。
- ・気分転換を工夫する。
- ・入浴でリラックスする。
- ・同じ姿勢、座りっぱなしに注意。
- ・マッサージ、ストレッチで血行促進。
- ・薄着、冷房に要注意。
- ・深呼吸、瞑想。

食べ方の注意

- ・冷たいもの、飲みものは控える。
- ・生野菜のサラダを食べすぎない。
- ・夏野菜、南国の果物は控えめに。
- ・アルコールの飲みすぎに注意。
- ・香りのよい野菜、果物を食べる。
- ・魚は青魚。お刺身より火を通して。
- ・甘いものを食べすぎない。
- ・温かい料理、飲みものを選ぶ。

調の体質

体の機能が不安定になりやすい体質。心身のバランスを調えて安定させましょう。

「調」の体質は、アンバランス体質、不均衡体質といえます。体（内臓など）の機能のバランス、心と体のバランスがくずれている状態です。免疫力、自律神経、ホルモンバランスなど、健康を守るために重要な機能が低下しやすいともいえます。

この体質に多くみられる不調は、倦怠感、冷え性、めまい、耳鳴り、息切れ、不眠、情緒不安定、動悸、吐き気、腹痛などで、ストレスによって体調をくずすことがよくあります。また、自律神経失調症、慢性アレルギー疾患、不妊症、糖尿病、認知症、うつ病、パニック障害、睡眠障害、摂食障害といった病気になりやすい体質です。

こうしたアンバランスの原因は、過労、睡眠不足、不規則な生活リズム、日常的なストレス、暴飲暴食、西洋薬の使いすぎ、運動不足などと考えられます。

食事では「調」の性質を持つ食材と体を温める食材を摂り、体の機能低下、冷えを改善することが大切。また、精神の安定に役立つ食材も取り入れましょう。

調
の
体質

食材

※赤字はとくにおすすめ食材

調の性質(バランスをとり、温める) を持つ食材を中心に選びましょう。

【肉類】豚肉、鶏肉、ラム ➡ エネルギーのもとを補充する
鴨肉、レバー

【魚介類】えび、いわし、ぶり、鮭、たい、ちりめんじゃこ、うなぎ、牡蠣、あさり、ほたて、干し貝柱

【卵・乳類】卵、バター

【穀類・いも類】玄米、黒米、小麦、長いも、やまといも

【豆類・ナッツ類】アーモンド ➡ 精神を安定させる
栗、くるみ、黒ごま、カシューナッツ、はすの実

【野菜・きのこ類】ブロッコリー ➡ 気を補充し、免疫力を高める
チンゲン菜、カリフラワー、枝豆、キャベツ、ごぼう、しいたけ、長ねぎ、にんにく、にら、ゆり根

生活習慣

・規則正しい生活を心がける。
・適度な運動の習慣をつける。
・睡眠時間を十分にとる。
・薄着や冷房に注意する。
・趣味、散歩でリラックスを。
・休養時間を意識して作る。

食べ方の注意

・暴飲暴食はNG。
・朝食を欠かさないようにする。
・にんにく、ねぎ類は適量を。
・カレー粉、クミン、クローブ、シナモン、八角、ナツメグなどのスパイスを活用。
・ジュース、缶コーヒーなどを飲みすぎない。
・温かい料理、飲みものを選ぶ。

食材には性質、効能があります。巡りをよくする食材を知りましょう。

薬膳では、すべての食材の性質、効能が見極められており、体質と症状に合わせて選びます。性質は※五味《ごみ》五性《ごせい》（左ページ）が基本。五味は酸《さん》・苦《く》・甘《かん》・辛《しん》・鹹《かん》の5つ、五性は熱・温・平・涼・寒の5つに分けられています。たとえばキャベツは甘味・平性で、体質や症状をあまり制限しない食材ですが、唐辛子は辛味・大熱性なので、熱がこもっている体質や症状の人には適さない食材となります。さらに、食材ひとつひとつには効能があります。たとえばキャベツには、気、血を補って疲労回復を助け、胃腸の働きをよくし、気血水のバランスを調えるという効能があります。

こうした性質と効能を考慮し、「気・血・水」の巡りをよくする食材を紹介していきます。体質や症状に合わせた食材選びの参考にしてください。

また、性質、効能、体質、症状に加え、季節も食材選びの大事な要素です。なにを食べたらいいか考えるとき、これらを重ね合わせて選びましょう。

※本来は「帰経(五味が五臓のどれに作用するかを示したもの）」も合わせて基本性質とする。酸味は肝、甘味は脾、苦味は心、辛味は肺、鹹味は腎に作用する。

食材の五味五性とは…

たとえば身近な食材の
キャベツも、
このような性質、効能を
持っています。

平性

体を温めず、
冷やさず。

気血水の
バランスを調える。

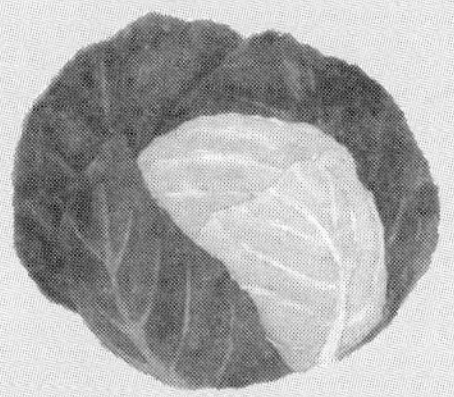

甘味

気や血を補って
疲労回復を助ける。

胃腸を整える。

食材の**五性**

熱性	体を温める性質が強く、冷えを取り去る。気と血の巡りをよくする働きがあり、興奮作用もある。
温性	体を温めるが、熱性より弱い。ゆるやかに気と血の巡りをよくし、活性作用もある。
平性	体を温めることも、冷やすこともなくおだやかな性質。気血水のバランスを調える。
涼性	体を冷やすが、寒性より弱い。余分な水を取り去り、巡りを調える。
寒性	体を冷やす働きが強く、体の熱を取り去る。解毒・消炎作用がある。

五性は、唐辛子の「大熱性」、まいたけの「微温性」など、大、微をつけて働きの強さを表すこともある。

食材の**五味**

酸	酸味 酸っぱい味。 血管・筋肉・皮膚などを引き締め、水分排出を抑制する。
苦	苦味 苦い味。 余分な熱、水を取り去り、炎症を鎮める作用がある。
甘	甘味 甘い味。 筋肉の緊張や痛みを鎮め、疲労回復に働く。
辛	辛味 辛い味。 気、血の巡りをよくし、冷えや風邪の侵入を防ぐ作用がある。
鹹	鹹味 塩辛い味。 体内のしこりをほぐし、新陳代謝をよくする。

五味は「淡味」「渋味」などを加えることもある。

気を巡らせる食材

気の巡りが悪くなるのは、ストレス、消化不良、
血行の悪化が原因。
これらを改善する食材が有効です。

ストレスをやわらげる食材

セロリ／余分な熱を取り去る作用も
春菊／イライラ・情緒不安定を緩和
そば／気を巡らせ、不眠を改善
かじきまぐろ／気を巡らせ、体を温める
三つ葉／イライラを緩和
マッシュルーム／情緒不安定を緩和
バジル／不眠・頭痛を緩和
ピーマン／イライラ・緊張を緩和
小松菜／不眠・イライラを緩和

消化不良を改善する食材

そば／気を巡らせ、不眠を改善
大根／余分な熱を取り去る作用も
パクチー／食欲不振、頭痛の改善
かぶ／便秘の改善、温める作用も
にんじん／目の疲労や充血にも
いちご／余分な熱を取り去る
オレンジ／酒酔い、嘔吐の改善も
パイナップル／便秘、口の渇きにも

血行を促進する食材

黒豆／むくみ、老化、疲労も改善
なす／むくみを改善し、余分な熱を取る
菜の花／体を温め、便秘改善作用も
ブルーベリー／目の疲れも改善する
プルーン／かすみ目、老化の予防にも
酒粕／体を温め、消化不良改善にも
※これに加え「血を巡らせる食材（左ページ）」も参照。

血を巡らせる食材

血の巡りが悪くなるのは、老廃物の滞留、冷え、気の巡りの滞りが原因。
これらを改善する食材が有効です。

老廃物を取り去る食材

菜の花／できもの・便秘を改善
青ねぎ／冷えをやわらげる作用も
青じそ／胃の不快感改善も
しょうが／食欲不振改善も
せり／利尿作用も強い
バジル／頭痛・不眠の緩和も
にんにく／体を温め、免疫力向上も
三つ葉／イライラ改善も
寒天／便秘・筋肉痛を緩和

冷えをやわらげる（温性）食材

鶏肉／気を補い、体力向上も
ラム／足腰の冷えを緩和
いわし／血の巡りをよくする
あじ／お腹の冷えを緩和
鮭／冷えによる胃痛を緩和
えび／足腰の冷えを緩和
もち米／倦怠感を改善する作用も
長ねぎ／鼻づまり改善も
松の実／肌・髪の乾燥の改善も
くるみ／肌荒れ・便秘の改善も

気の巡りをよくする食材

柚子の皮／吐き気を改善する作用も
みかん／水を補う作用も
そば／胃腸の機能向上も
みょうが／血の巡りもよくする
パセリ／血の巡り・胃の不調も改善
にんにくの茎／しもやけ・食欲不振も改善
ジャスミン／不眠や生理痛にも
玉ねぎ／体を温める効果も

水を巡らせる食材

水の巡りが悪くなるのは、汗が出にくい、腎機能低下、胃腸の不調が原因。
これらを改善する食材が有効です。

発汗を促す食材

ねぎ／冷えをやわらげる作用も
パクチー／食欲不振、頭痛を改善
青じそ／胃の不快感の改善にも
しょうが／食欲不振を改善する作用も
花椒／消化不良を改善し、むくみを予防
唐辛子／食欲不振、冷えによる腹痛にも
わさび／体を温め、利尿作用も
タイム／歯肉炎、関節痛の改善にも

腎機能を高める食材

山いも／頻尿、不眠、口の渇きを改善
黒豆／むくみ、老化、疲労も改善
枝豆／疲労、むくみ、酒酔い改善にも
くるみ／肌荒れ、便秘の改善にも
黒ごま／足腰の衰え、耳鳴り、不眠にも
えび／足腰の冷え、痛みの緩和
かつお／体力低下、老化、不眠にも
豚肉／虚弱体質の改善にも

胃腸の機能を高める食材

玄米／倦怠感、無力感、情緒不安定にも
さつまいも／むくみ、息切れ、便秘を改善
大豆／疲労、いぼ、無気力の改善にも
かぼちゃ／疲労、息切れ、無力感を改善
キャベツ／老化、筋力の衰えの緩和にも
そら豆／疲労、息切れ、むくみを改善
さやいんげん／無力感、むくみも改善
たい／むくみ、母乳不足の改善にも

季節に合わせた食材選び

薬膳では、季節の変化は人体にも大きな影響を及ぼすと考えます。
春夏秋冬に合った食材を選ぶようにしましょう。

春

冬にたまった老廃物を捨て、
体内の巡りをよくする

◎気・血の巡りをよくする
クレソン、春菊、せり、セロリ、
柚子、かじきまぐろ

◎老廃物を捨てる
白菜、大根、あさり、
たけのこ、わかめ、
ふきのとう、タラの芽

夏

余分な湿気(水)と
熱を取り去り、気を補う

◎余分な湿気を取り去る
とうもろこし、冬瓜、きゅうり、
なす、枝豆、そら豆、すいか

◎余分な熱を取り去る
ごぼう、チンゲン菜、春雨、ゴーヤ、
ミント、もやし、パイナップル

◎気を補う
山いも、キャベツ、
グリーンピース、かぼちゃ、
アボカド、かつお、たこ、鮭

秋

乾燥から体を守り、
温めて寒さに備える

◎乾燥から守る
エリンギ、オリーブ、きくらげ、
鴨肉、なし、あんず、いちじく

◎温める
ねぎ、しょうが、くるみ、鮭、
鶏肉、黒砂糖

冬

血行をよくして体を温め、
生命力と免疫力を高める

◎血行をよくして温める
玉ねぎ、プルーン、黒豆、さば、
ししゃも、黒砂糖、酒粕

◎生命力・免疫力を高める
ブロッコリー、カリフラワー、
干ししいたけ、えび、うなぎ、
シナモン、ラム

味つけ、調理法で毒出し効果を高めましょう。

体質と症状、季節に合わせて食材を選んだら、さっそく毒出しスープ作りを始めましょう。薬膳では、あらゆる調味料や油の性質、効能も見極められています。毒出し効果を高めるためには、塩、酢、しょうゆ、みそなど基本的な調味料を使い、なるべく薄味にするのがコツ。砂糖、人工添加物、化学調味料などは、毒出しを妨げるので避けましょう。レシピ通りに作ってみて物足りないときは、スパイスや香味野菜、かんきつ類を足してみましょう。これらの性質と効能は左頁を参考にしてください。

また、食材の組み合わせにも注意が必要です。温性の食材同士の組み合わせは体を温める作用が増し、温・熱性と涼・寒性の組み合わせは温める・冷ます作用がともにおだやかになります。また、味つけでも寒性のきゅうりを大熱性の唐辛子で味つけすると、この料理は体を冷やす作用がおだやかに。さらに、きゅうりを熱々のスープで食べたり、温性の鶏肉を冷たくして食べるなども、作用はおだやかになります。

調味料・スパイスの性質と効能

基本的な塩をはじめ、さまざまなスパイスにも性質、効能があります。
体質や症状に合わせてプラスしてみましょう。

	性質	効能
塩	寒性／鹹味	余分な熱を取り去る／はれものを改善／解毒作用
酢	温性／酸味・苦味	血の巡りをよくする／消化不良／食欲不振の改善／はれもの改善
黒砂糖	温性／甘味	冷えを改善／食欲不振の改善／疲労回復
白砂糖	涼性／甘味	二日酔いをやわらげる／胃痛の改善／から咳・口の渇きを改善
はちみつ	平性／甘味	潤いを与える／便秘改善／皮膚の乾燥を改善
こしょう	熱性／辛味	お腹の冷え、冷えによる嘔吐を改善／食欲不振・消化不良を改善
しょうゆ	寒性／鹹味	吹き出物、化膿症を改善
みそ	温性／甘味・鹹味	気を補う／お腹の冷えを改善／解毒作用
酒	温性／甘味・辛味・苦味	関節痛・筋肉のこわばりを改善／冷え・冷えからくる痛みを改善
みりん	温性／甘味	冷えを改善
ナンプラー[※1]	温性／鹹味・甘味	気を補う／目・筋肉の疲労を改善／血の巡りをよくする
米こうじ[※2]	温性／辛味・甘味	腹部膨満感を改善／気の巡りをよくする／消化促進
豆板醤(辣豆板醤)[※3]	温性／鹹味・辛味	冷えを改善／食欲不振を改善
からし	温性／辛味	胃の働きを整える／消化不良を改善／鼻づまりを緩和
オリーブ油	涼性／甘味・酸味・辛味・渋味	喉の痛み・咳を改善／皮膚の乾燥を改善／便秘を改善
ごま油	涼性／甘味	便秘を改善／皮膚の乾燥を改善
ターメリック(うこん)[※4]	温性／苦味・辛味	血の巡りをよくする／関節痛を緩和／月経不順を改善
バター	平性／甘味	便秘の改善／皮膚の乾燥を改善／口の渇きを緩和
シナモン	熱性／辛味・甘味	冷えが原因の胃痛・腹痛を緩和／手足の冷えを改善／しもやけの改善
八角	温性／辛味・甘味	気を巡らせる／冷えによる腰痛の緩和／吐き気を改善
唐辛子	大熱性／辛味	冷えを改善／冷えによる腹痛を改善／腹部膨満感を改善
山椒	温性／辛味	冷えによる腹痛を改善／胸のつかえを改善／歯痛を緩和
花椒	熱性／辛味	解毒作用／消化不良を改善／冷えによる腹痛・むくみを改善
白ごま	平性／甘味	便秘の改善／皮膚の乾燥・肌荒れの改善
黒ごま	平性／甘味	足腰の衰え・白髪を緩和／めまい・不眠を緩和／便秘を改善
陳皮	温性／辛味・苦味	腹部膨満感を改善／嘔吐・下痢・消化不良を改善／痰を改善

※1 原料のかたくちいわしに準ずる　※2 塩こうじの性質はこれに塩の性質を加味する
※3 日本の豆板醤は中国で辣豆板醤にあたる　※4 カレー粉のメインスパイス

食材の組み合わせ・味つけで作用をおだやかに

性質が同じ食材の組み合わせ

体が冷えている・
冷えによる症状があるときは
温性＋温性
⬇
体を温める作用が増す

余分な熱がこもっている・
熱による症状があるときは
涼性＋涼性
⬇
体を冷やす作用が増す

性質が異なる食材の組み合わせ

体をおだやかに温めたいときは
温性（または熱性）＋ **涼性**（または寒性）
⬇
温める作用をやわらげ、
急激に温めない

おだやかに熱を取りたいときは
涼性（または寒性）＋ **温性**（または熱性）
⬇
冷やす作用をやわらげ、
急激に冷まさない

温めると性質が変わる食材もある

にんにく生	れんこん生
熱性	寒性
辛味	甘味
⬇	⬇
にんにく加熱	れんこん加熱
温性	平性
甘味	甘味

調理法で変わる料理の作用

食材の体を温め、冷やす作用は、調理法によって変わります。たとえば、温性の食材は、常温➡ゆでる➡煮る・蒸す➡焼く➡高温で揚げる・炒めるの順に作用が強くなり、涼性の食材は逆に冷ます力が弱まります。

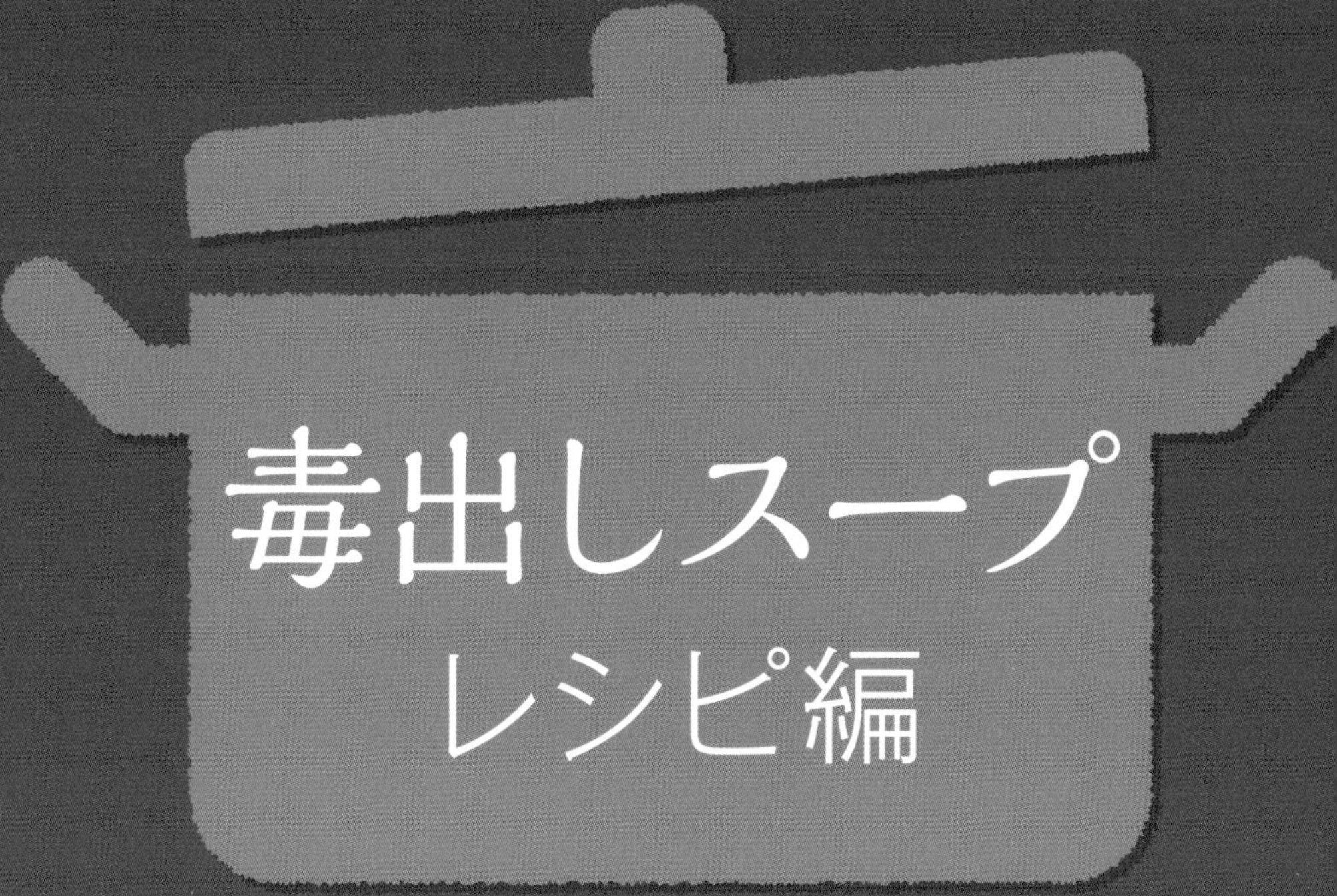

毒出しスープ
レシピ編

毒出し効果が高い食材は、
特別なものではありません。
ふだん食べている野菜、海藻、豆などに、
高い毒出し効果があるのです。
そのなかから20のベスト毒出し食材を厳選し、
性質や効能、調理のコツとともに、
シンプルで簡単な
レシピ70点をご紹介します。

各レシピに、組み合わせた食材についても
性質・効能を付記しました。
レシピ選びの参考にしてください。

キャベツ

余分な熱や水分を取り除き、胃腸の働きを整えます。

甘味
平性

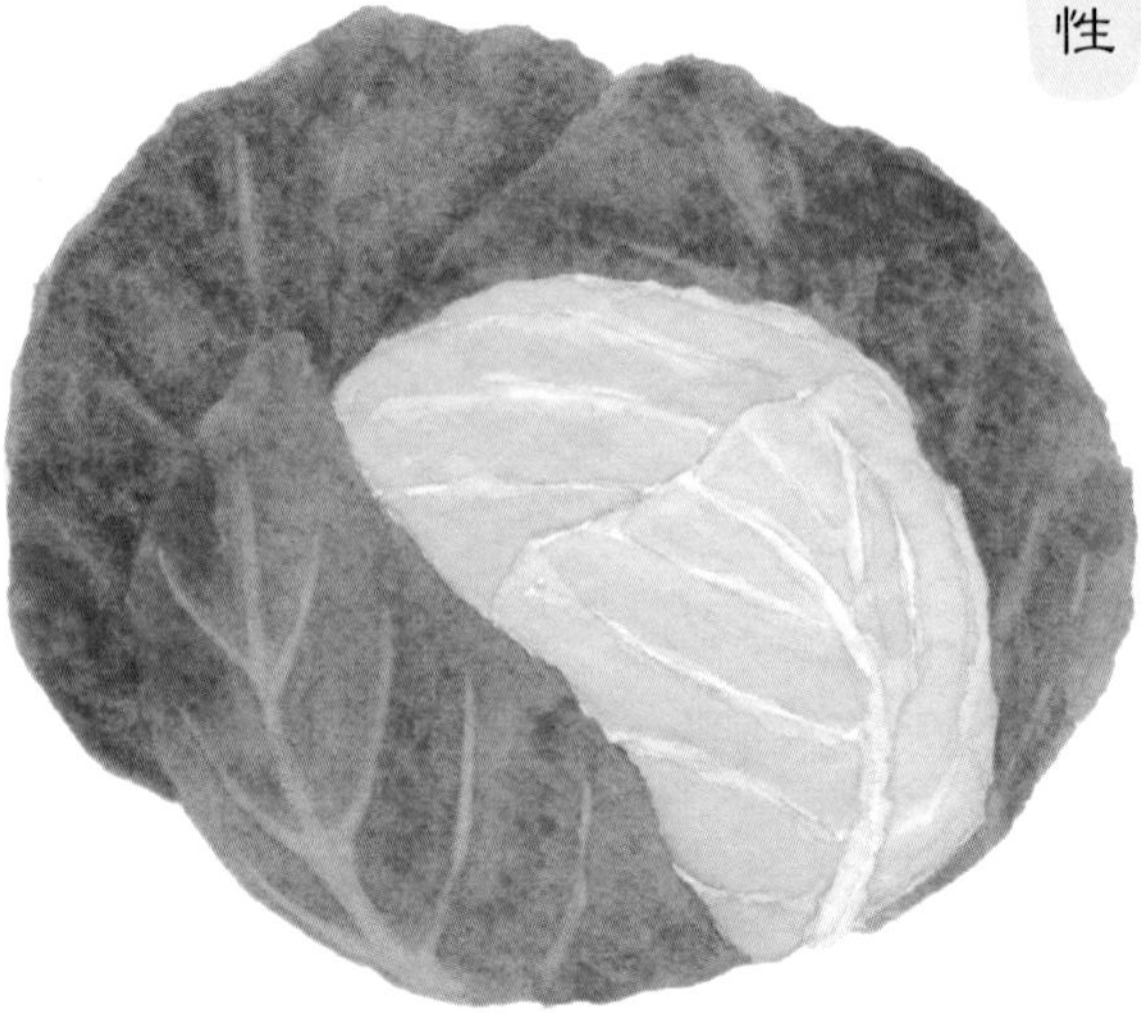

【効能】

⊙余分な熱と水を取り去る。
⊙疲労、だるさの回復を助ける。
⊙胃腸の働きを整える。
⊙胃もたれ、ゲップ、胸のつかえ、胃痛、お腹のはりを改善。
⊙消化器系の潰瘍の予防に役立つ。

【栄養】

カリウム、ビタミンC・Kなどが豊富。なかでも「キャベジン」という成分には、荒れた胃腸を修復する働き＝抗潰瘍作用がある。これらの成分はすべて水溶性なので、スープで食べると効率よし。

調理のコツ

生のキャベツを食べすぎると体を冷やすので要注意。生食のときは、体を温める温性の食材（鶏肉、にんにく、しょうが、シナモンなど）と組み合わせるとよいでしょう。

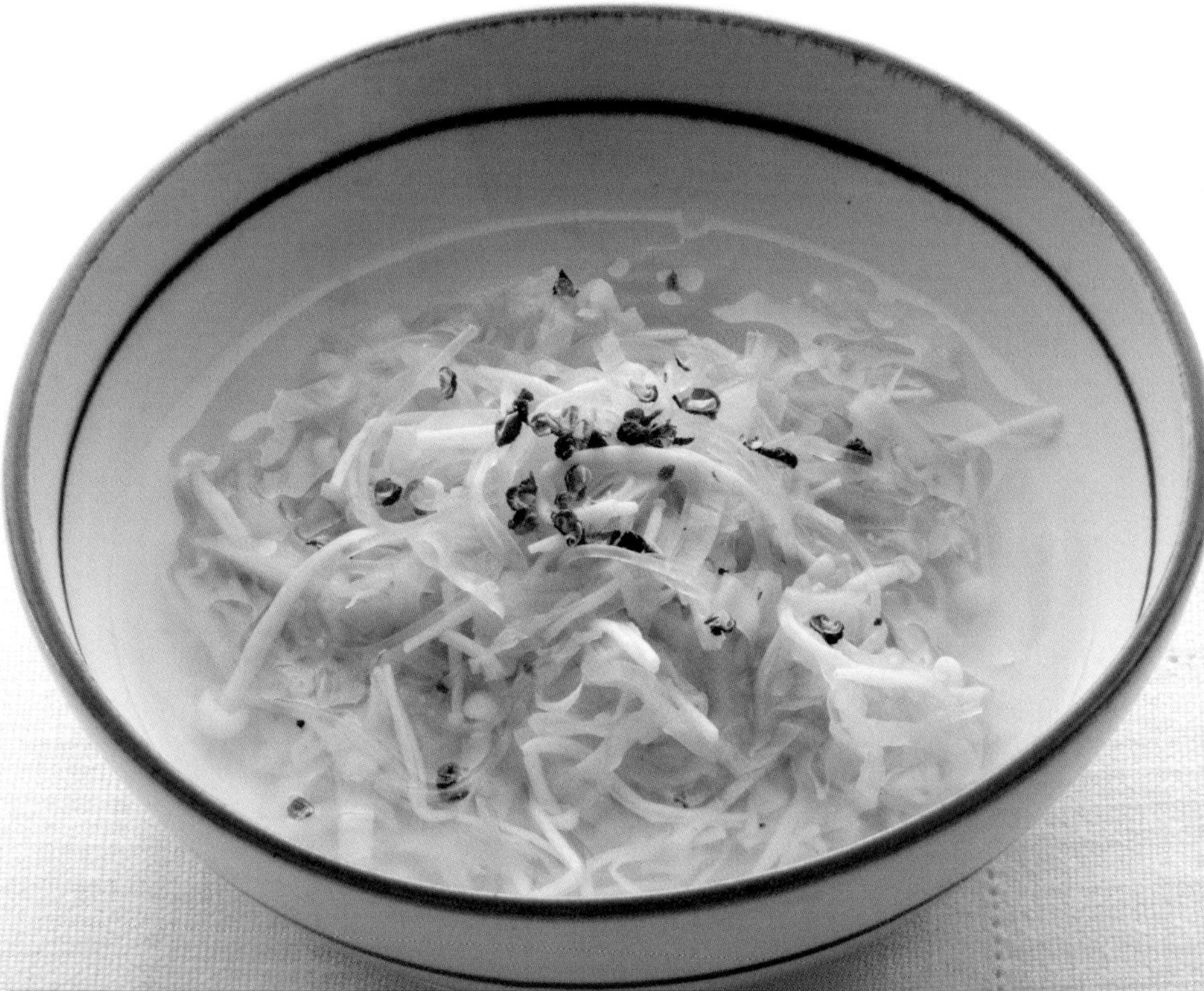

捨・調タイプ 胃腸の具合が悪いとき、便秘気味のとき

キャベツとえのきだけのスープ

材料（2人分）

キャベツ …… 150g
えのきだけ …… 50g
緑豆春雨 …… 20g
A｜水 …… 450㎖
　｜塩 …… 小さじ1/4
酢 …… 大さじ1
花椒 …… 小さじ1

作り方

1 キャベツは細切り、えのきだけは長さを半分に切る。春雨はキッチンバサミで半分に切る。

2 鍋にキャベツ、えのきだけ、Aを入れて煮立たせ、弱火にして蓋をし、キャベツがしんなりしたら春雨を加え、やわらかくなるまで煮る。

3 粗く刻んだ花椒、酢を加えて火を止める。

食材・組み合わせ

えのきだけ（平、甘）は解毒、便秘・肥満改善に役立つ。緑豆春雨（寒、甘）は余分な熱と水を取る。仕上げに花椒（熱、辛）を加えて寒・熱のバランスをよくするのがポイント。

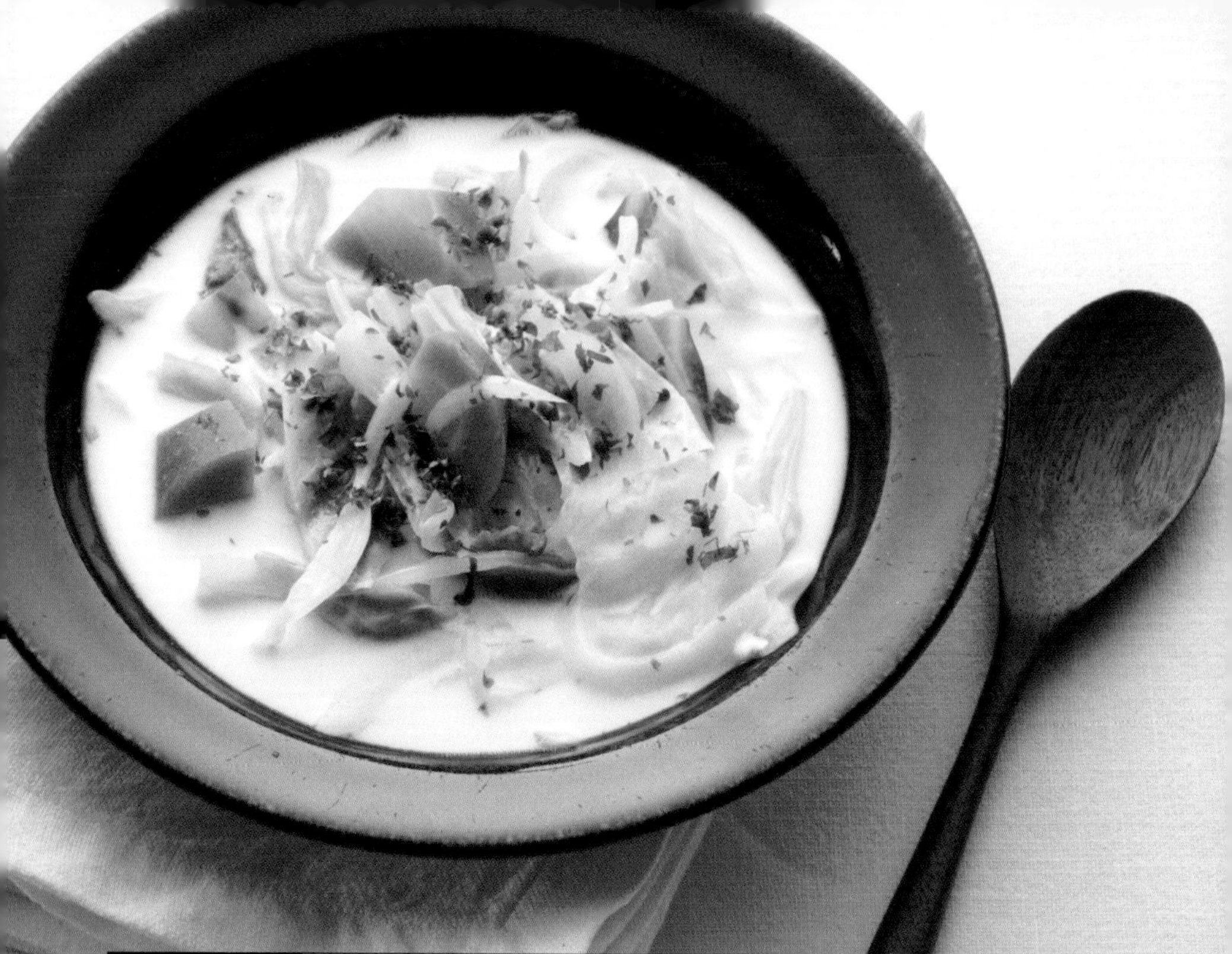

補・捨タイプ　疲れが取れず、乾燥が気になるとき

キャベツのバター蒸しスープ

材料（2人分）

キャベツ …… 200g
にんじん …… 50g
玉ねぎ …… 1/6個
バター …… 20g
A｜水、牛乳 …… 各200mℓ
　｜塩 …… 小さじ1/4
パセリ …… 適量

作り方

1　キャベツはざく切り、にんじんは小さい乱切り、玉ねぎは薄切りにする。

2　鍋にバターを溶かして1を入れ、中火でさっと炒めて弱火にし、蓋をして10分ほど蒸し煮にする（途中で何度かかき混ぜる）。

3　Aを加え、温まったら火を止める。器に盛り、パセリのみじん切りをちらす。

食材・組み合わせ

バター（平、甘）は便秘、皮膚の乾燥、口の渇きの改善に役立つ。また、弱った内臓に栄養を与える作用もある。

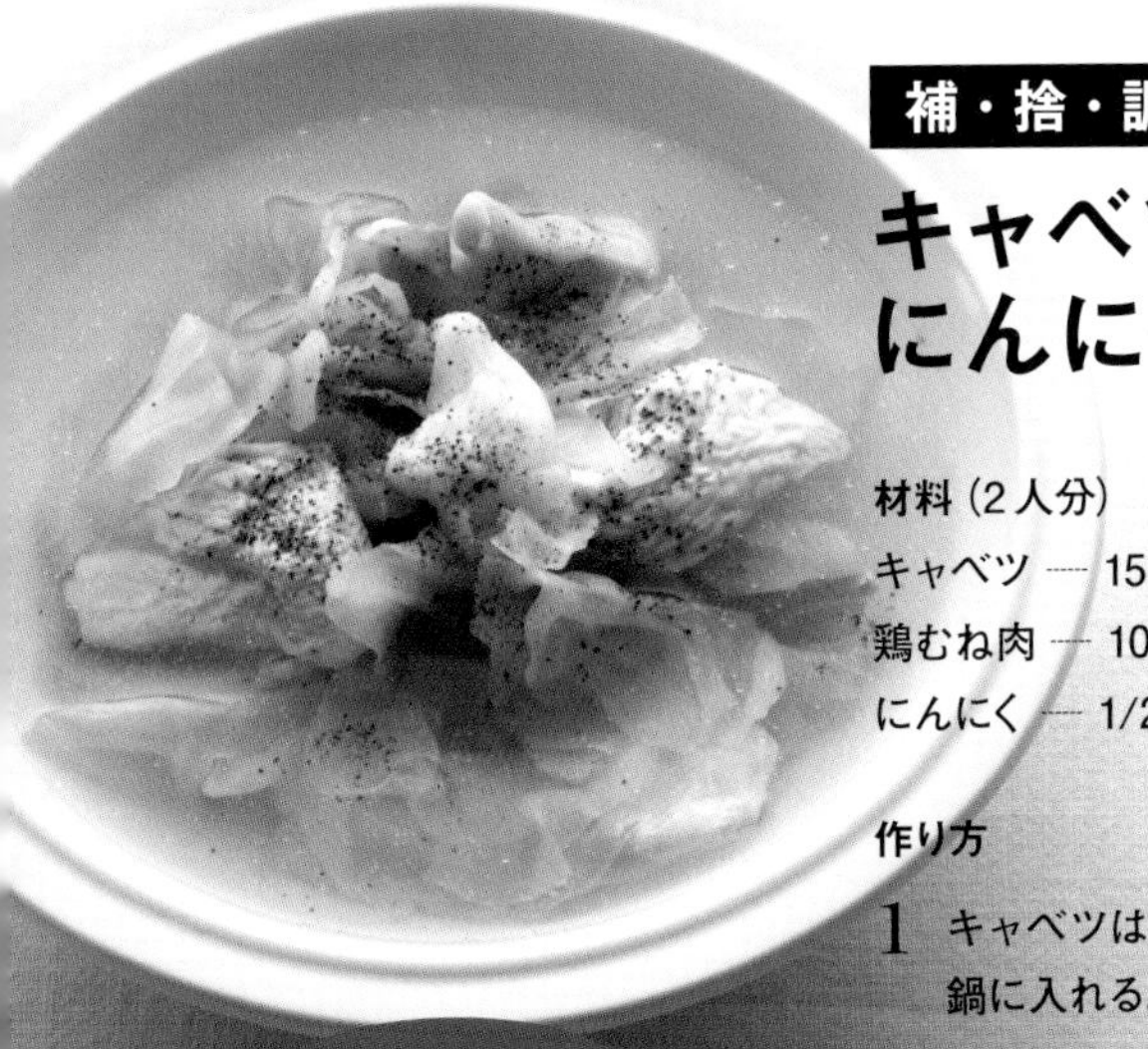

補・捨・調タイプ　冷えがある、風邪気味のとき

キャベツと鶏むね肉のにんにくスープ

材料（2人分）

キャベツ …… 150g
鶏むね肉 …… 100g
にんにく …… 1/2片
A｜水 …… 450mℓ
　｜塩 …… 小さじ1/4
粗びき黒こしょう …… 適量

作り方

1 キャベツはざく切り、にんにくはたたきつぶし、Aと鍋に入れる。鶏肉はできるだけ薄切りにする。

2 1の鍋を煮立て、弱火にして蓋をし、キャベツがしんなりするまで煮る。

3 鶏肉を2に加えてひと混ぜし、蓋をして火を止める。3分ほどおいて鶏肉に火を通す。器に盛り、こしょうをふる。

食材・組み合わせ

鶏肉（温、甘）は気を補い、加熱したにんにく（温、甘）は体を温め、どちらも体力を向上させて免疫力アップを助ける。

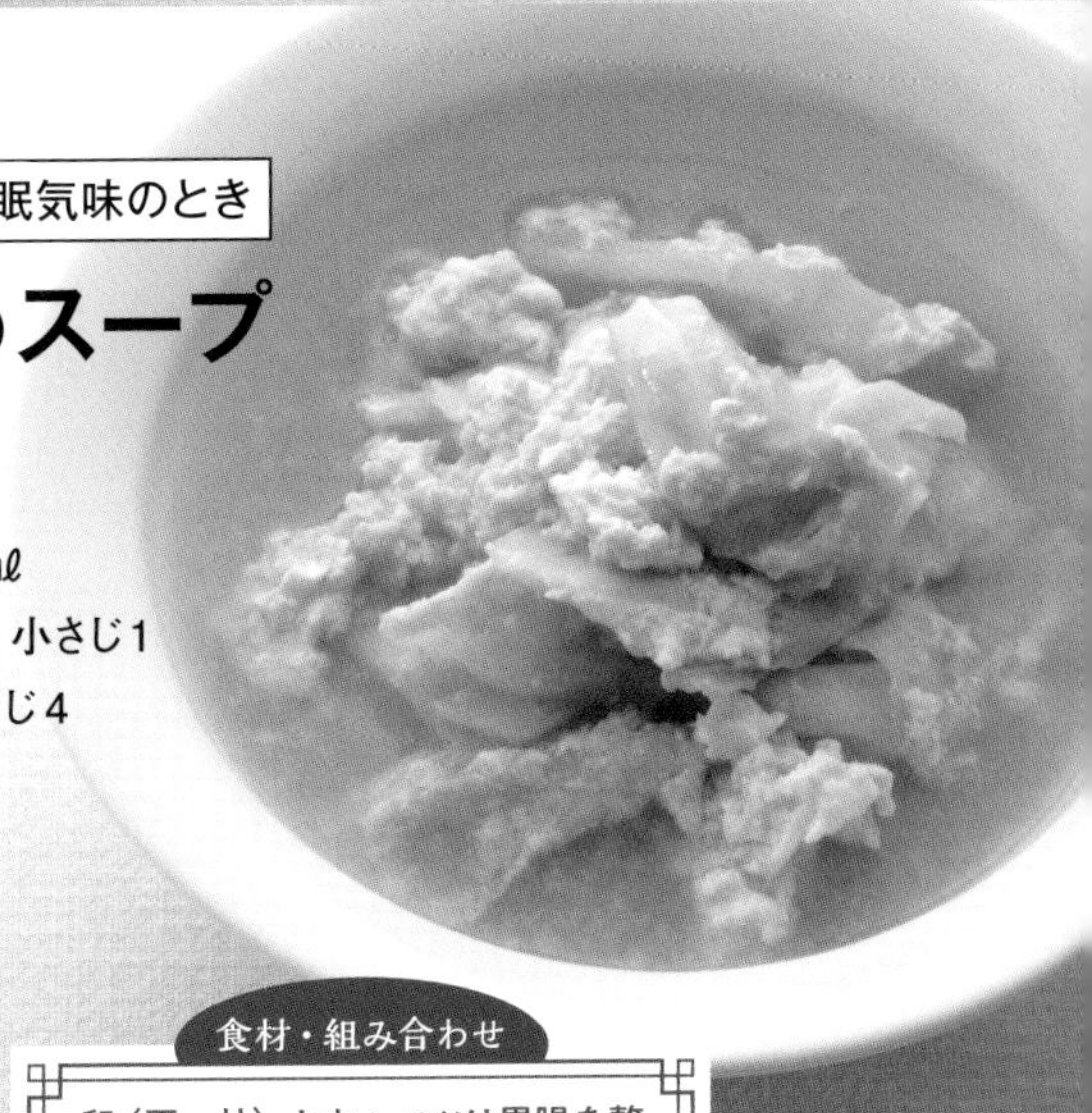

補・捨タイプ　胃腸の調子が悪く、不眠気味のとき

キャベツと卵の炒めスープ

材料（2人分）

キャベツ …… 150g
卵 …… 2個
塩 …… ひとつまみ
A｜水 …… 400mℓ
　｜しょうゆ …… 小さじ1
ごま油 …… 小さじ4

作り方

1 キャベツは小さめのざく切りにして、ごま油半量を熱した鍋に入れ、強火でさっと炒め、塩をふる。

2 残りのごま油を回し入れて溶き卵を加え、手早く炒め合わせ、Aを加えて煮立てる。

食材・組み合わせ

卵（平、甘）とキャベツは胃腸を整え、体力を向上させる。卵は不眠や精神不安の改善にも役立つ。

白菜

甘味　平性

体にこもった熱、老廃物を排出し、胃腸の働きをよくして便秘を改善します。

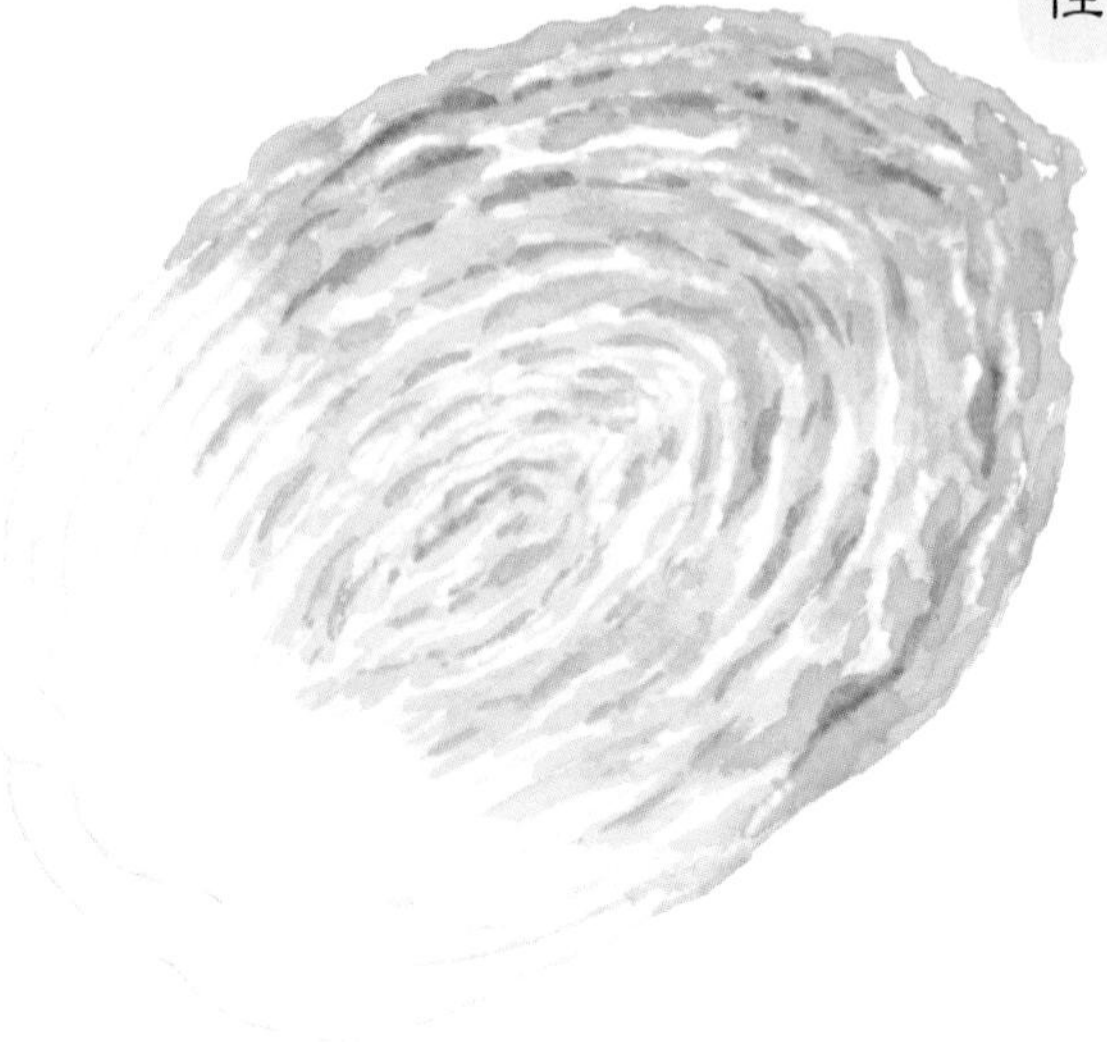

【効能】

⊙余分な熱を取り去る。

⊙イライラや精神不安を取り除く。

⊙便秘を改善する。

⊙胃もたれ、消化不良の改善。

⊙胃腸の働きを整え、胸のつかえを取る。

【栄養】

カルシウムとビタミンCのほか、血液を作るときに欠かせない葉酸、塩分の排出を助けるカリウムも多く含まれる。また、成分の95％が水分なので、14キロカロリー（100g）と低エネルギー。

調理のコツ

白菜の旬は冬。選ぶときは、葉がかたく締まり、持つと重みを感じるものがおすすめ。また、芯に近い部分はやわらかく、生でも甘みがあるのでさっと火を通して食べましょう。

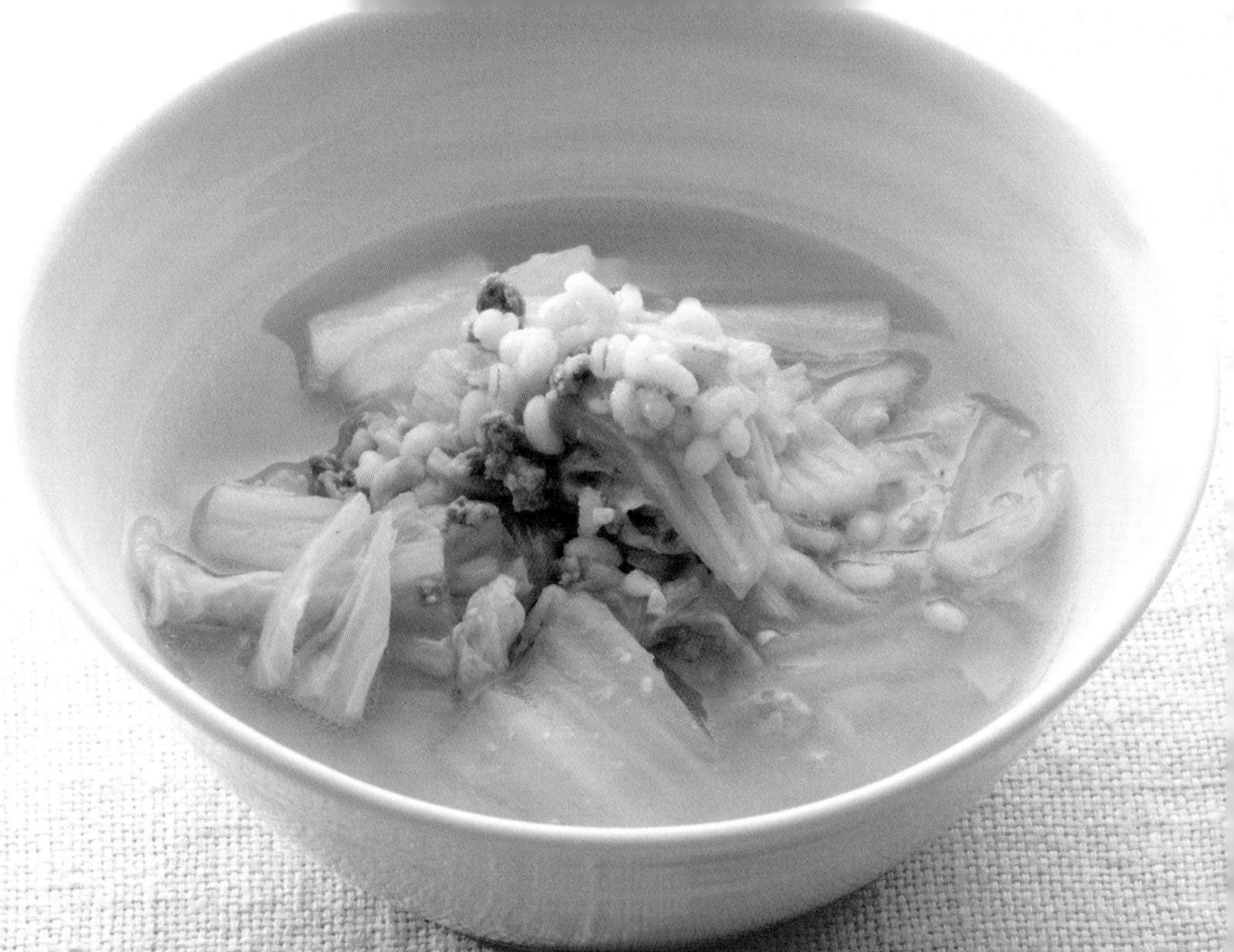

補・捨・調タイプ 体力がなく、熱がこもっているとき

白菜とひき肉、もち麦のスープ

材料（2人分）

白菜……200g
豚ひき肉……50g
もち麦……40g
しょうが……1片
A｜水……450mℓ
　｜塩……ひとつまみ
　｜みそ……大さじ1
オリーブ油……小さじ2

作り方

1 白菜はざく切り、しょうがはみじん切りにする。
2 鍋にオリーブ油、1、ひき肉を入れて中火で炒める。
3 白菜がややしんなりしたら、A、もち麦を加えて煮立て、弱火にして蓋をし、15分ほど煮る。

食材・組み合わせ

もち麦とは「もち性」の大麦（涼、甘・鹹）で、気を補って体力不足を改善し、胃の働きを整え、余分な熱を取り去る。白菜、豚肉との組み合わせは、栄養不良や貧血の改善にも役立つ。

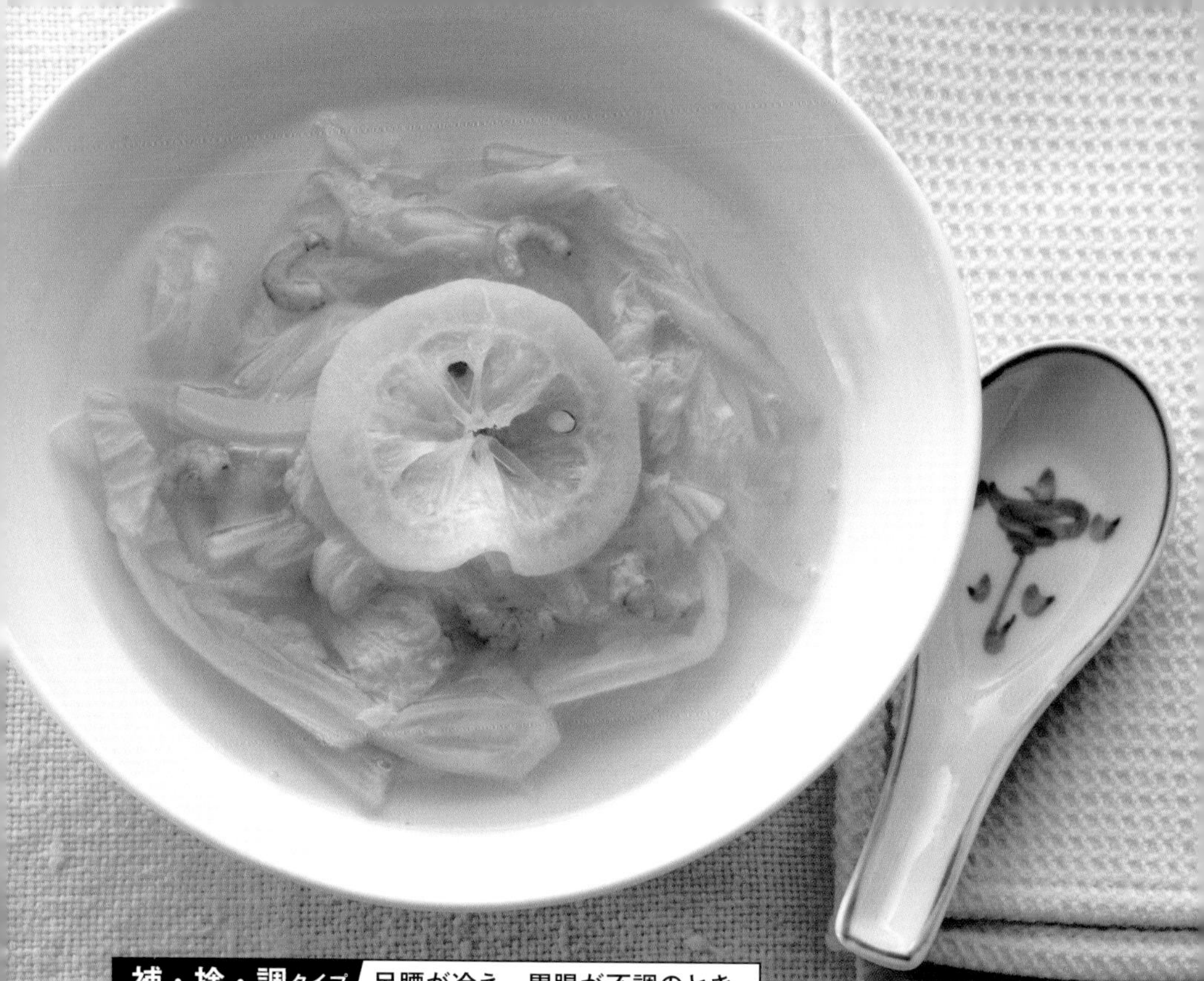

補・捨・調タイプ　足腰が冷え、胃腸が不調のとき

白菜と干しえびのレモンスープ

材料（2人分）

白菜 ― 200g
干しえび ― 5g
レモン（無農薬、輪切り）― 2枚
水 ― 450㎖
A　酒 ― 大さじ1
　ナンプラー ― 小さじ1強
　塩 ― ひとつまみ

作り方

1　干しえびは分量の水と鍋に入れ、ひと晩冷蔵庫において戻す。

2　白菜は繊維に沿って細切りにする。

3　1の鍋に2、レモン、Aを加えて煮立て、弱火にして蓋をし、5分ほど煮る。

食材・組み合わせ

干しえび（温、甘・鹹）は足腰の冷えと痛み、食欲不振を改善する。白菜との組み合わせは陰陽のバランスがよく、お互いの効能を発揮しやすくなる。

補・捨・調タイプ 咳や痰が気になるとき

白菜とツナ缶のカレースープ

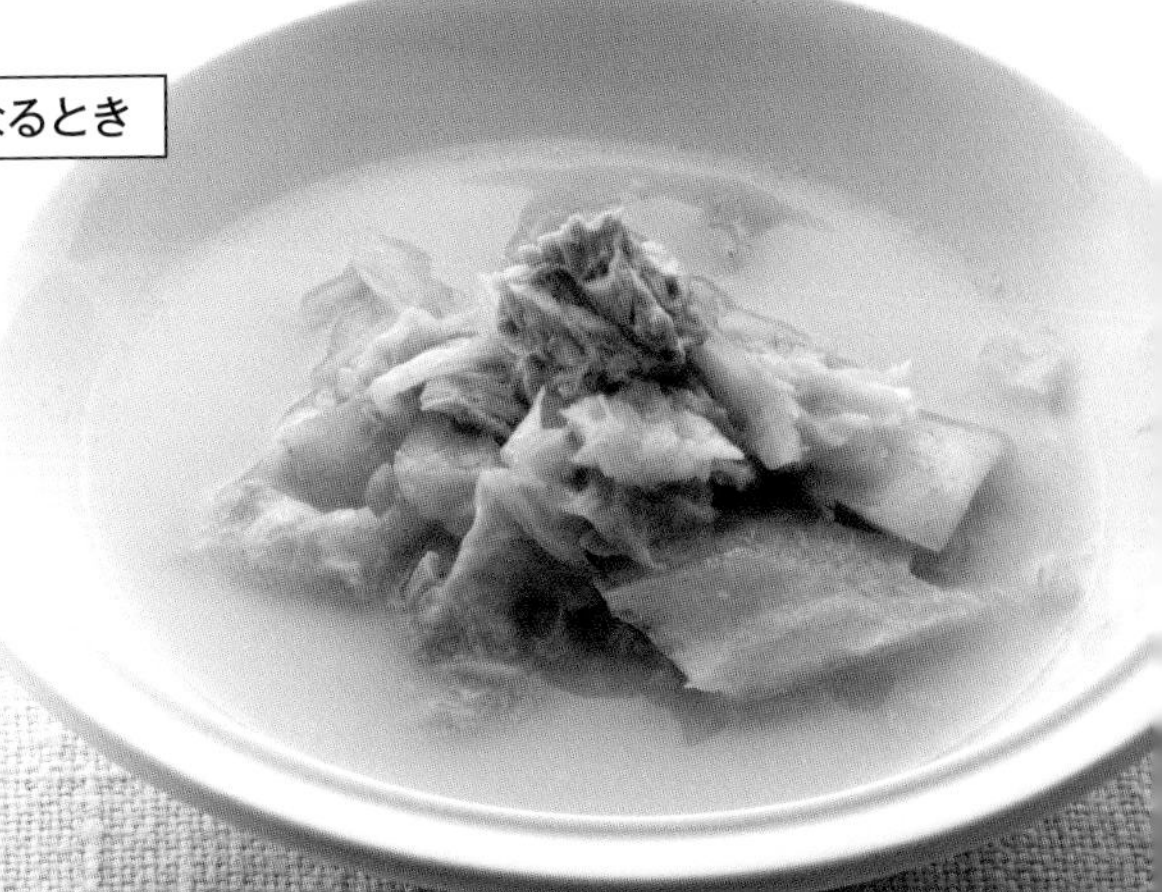

材料（2人分）

白菜 …… 200g
ツナ缶（油漬け）…… 1缶（70g）
A｜アーモンドミルク …… 200mℓ
　｜水 …… 200mℓ
　｜塩 …… 小さじ1/4
　｜カレー粉 …… 小さじ2

作り方

1 白菜はそぎ切りにして鍋に入れ、ツナ缶（缶汁ごと）、Aを加えて煮立てる。

2 弱火にして蓋をし、白菜がしんなりするまで煮る。

食材・組み合わせ

アーモンド（平、甘）は肺を潤して咳や痰を鎮め、便秘改善にも役立つ。

捨タイプ むくみ、肥満が気になるとき

白菜ととろろ昆布のスープ

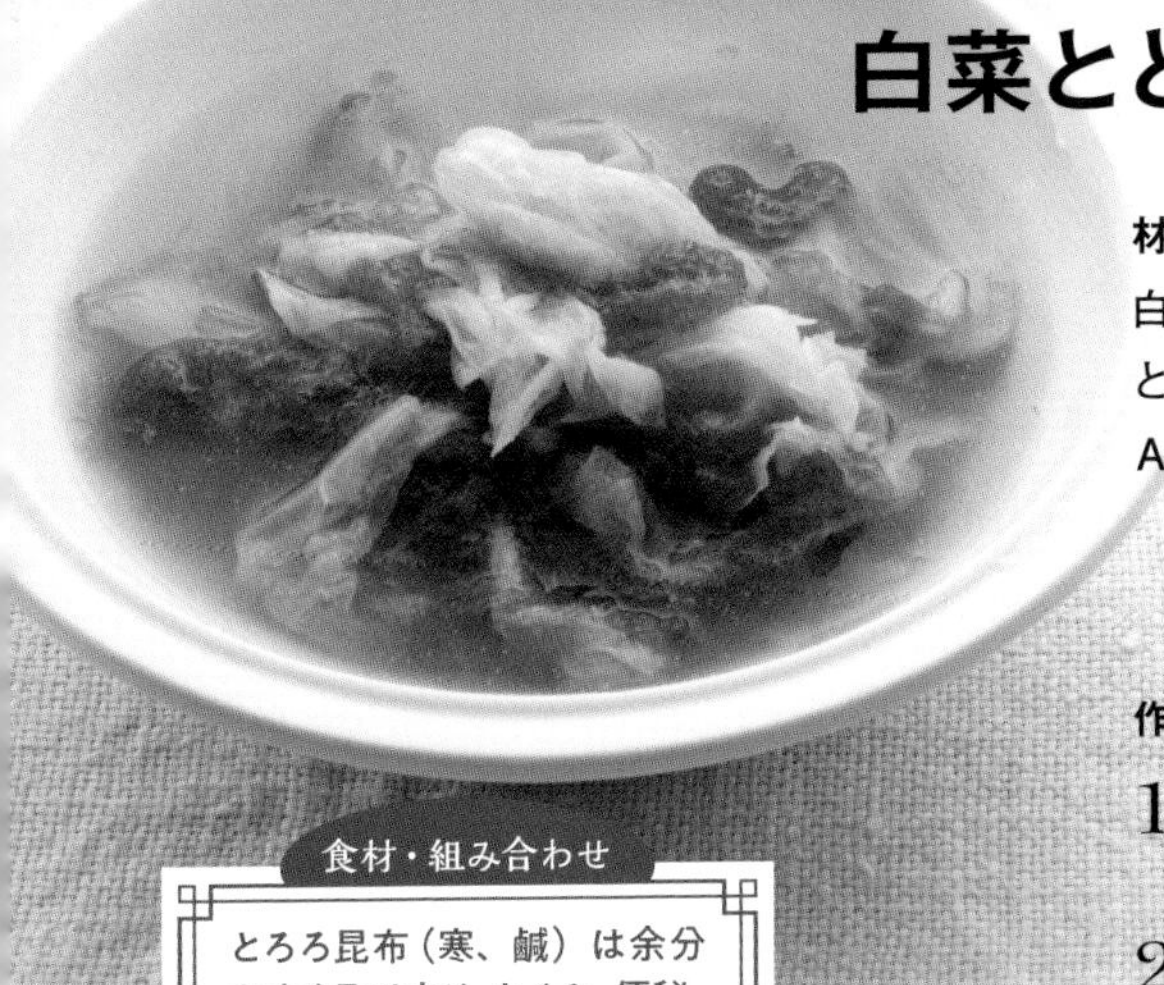

材料（2人分）

白菜 …… 200g
とろろ昆布 …… 5g
A｜だし …… 450mℓ
　｜塩 …… 小さじ1/6
　｜薄口しょうゆ …… 小さじ1

作り方

1 白菜はそぎ切りにして鍋に入れ、Aを加えて煮立てる。

2 白菜がしんなりしたら、とろろ昆布をキッチンバサミで切りながら加えて火を止める。

食材・組み合わせ

とろろ昆布（寒、鹹）は余分な水を取り去り、むくみ、便秘、肥満、高血圧改善に役立つ。

きのこ

活動エネルギーである「気」を補い、毒を排出して便秘や肥満を改善します。

きくらげ　甘味　平性

干ししいたけ　鹹味　甘味　平性

まいたけ　甘味　微温性

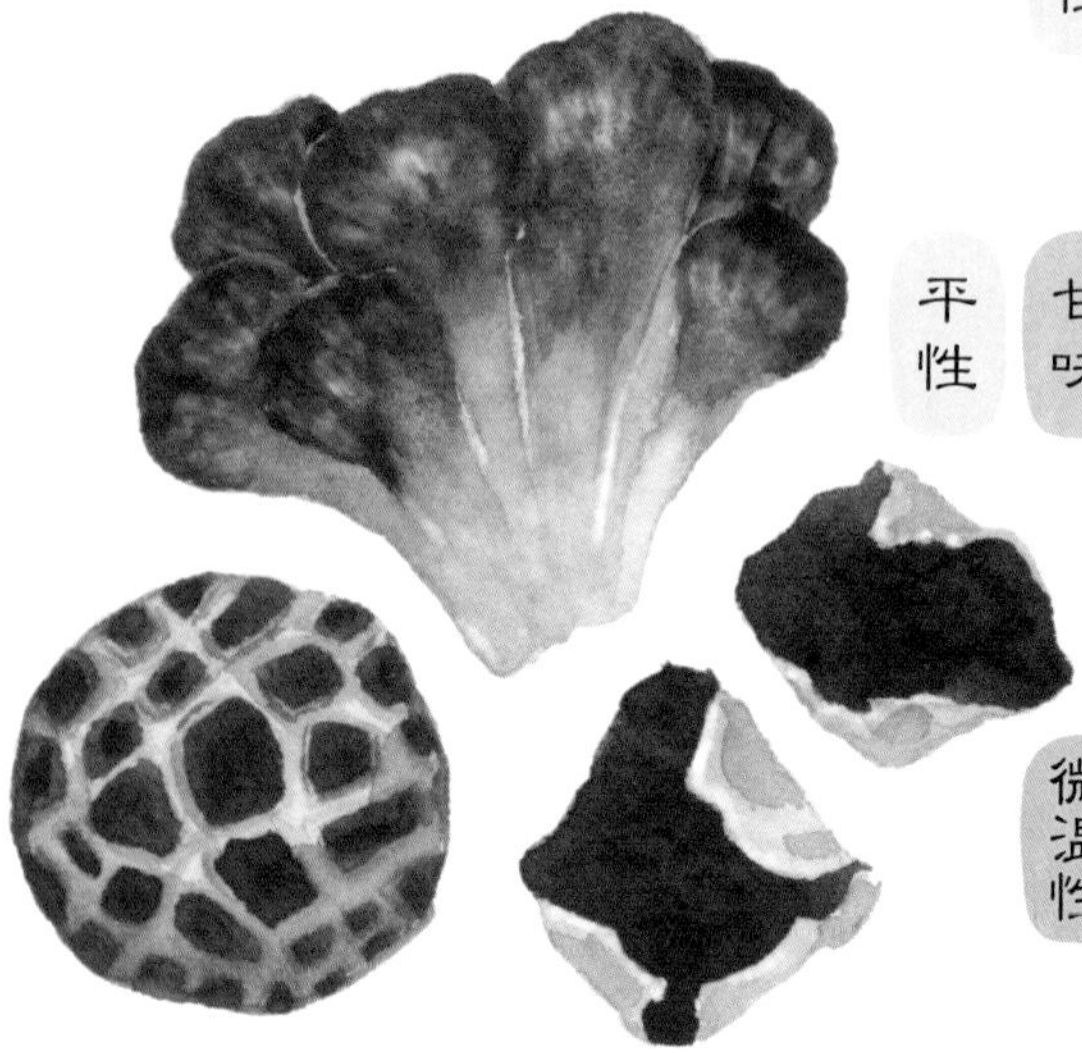

【効能】

⊙気を補って疲労を回復する。

⊙肥満、便秘を改善する。

⊙免疫力を高める。

⊙老化予防を助ける。

⊙高血圧改善を助ける。

【栄養】

βグルカン（きのこの食物繊維）は、抗腫瘍作用や免疫力アップに働くほか、腸内細菌を活性化して便通をよくする。

調理のコツ

乾物のきのこは水でゆっくり戻すのがベスト。熱湯や電子レンジで無理に戻すと組織が壊れて栄養が逃げることも。

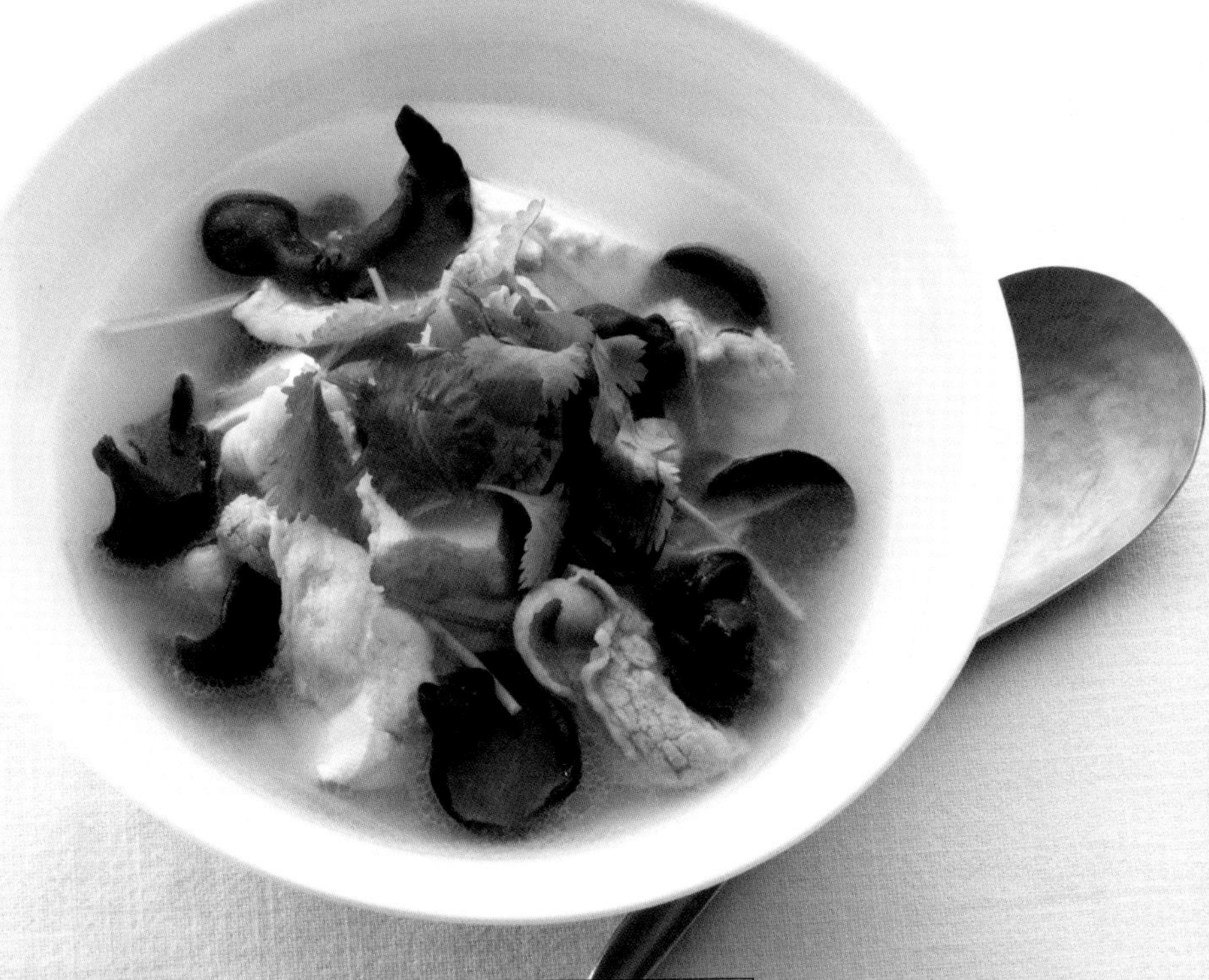

補・流タイプ　ほてり・のぼせがあり、頭痛がするとき

きくらげたっぷり酸辣湯

材料（2人分）

黒きくらげ……4g
木綿豆腐……150g
豚肉（こま切れ）……80g
ごま油……大さじ1/2

A
- 水……400mℓ
- 酢……大さじ1
- ナンプラー……小さじ1と1/2

ラー油……少々
パクチー……適量

作り方

1 きくらげは水につけて戻し、大きいものはちぎる。

2 鍋にごま油、1、豚肉を入れて中火にかけ、さっと炒めてAを加え、豆腐を粗くくずして加える。

3 ひと煮立ちしたら、火を止める。器に盛り、ラー油をかけ、刻んだパクチーをちらす。

食材・組み合わせ

豆腐（寒、甘）は余分な熱を取り去り、パクチーとラー油は体を温めるので、どちらの作用もおだやかに。パクチーは頭痛、消化不良の改善にも役立つ。

補・調・流タイプ 便秘気味で、元気が出ないとき

しいたけと牛肉の雑炊スープ

材料（2人分）

干ししいたけ …… 6枚

牛肉（切り落とし）…… 100g

雑穀ごはん …… 120g

A｜水 …… 250mℓ

｜塩 …… ふたつまみ

｜しょうゆ …… 小さじ1

ごま油 …… 大さじ1

三つ葉 …… 適量

作り方

1 しいたけは水にひと晩つけて戻し、軸を落として薄切りにする。戻し汁200mℓを取っておく。

2 鍋にごま油を熱し、しいたけ、牛肉を入れてさっと炒め、1の戻し汁、A、ごはんを加える。

3 ひと煮立ちしたら刻んだ三つ葉を加える。

食材・組み合わせ

牛肉（平、甘）は気、血を補って疲労・体力回復に役立つ。また、無駄に出る汗にもよく、その場合はスープに酢を加えてもよい。

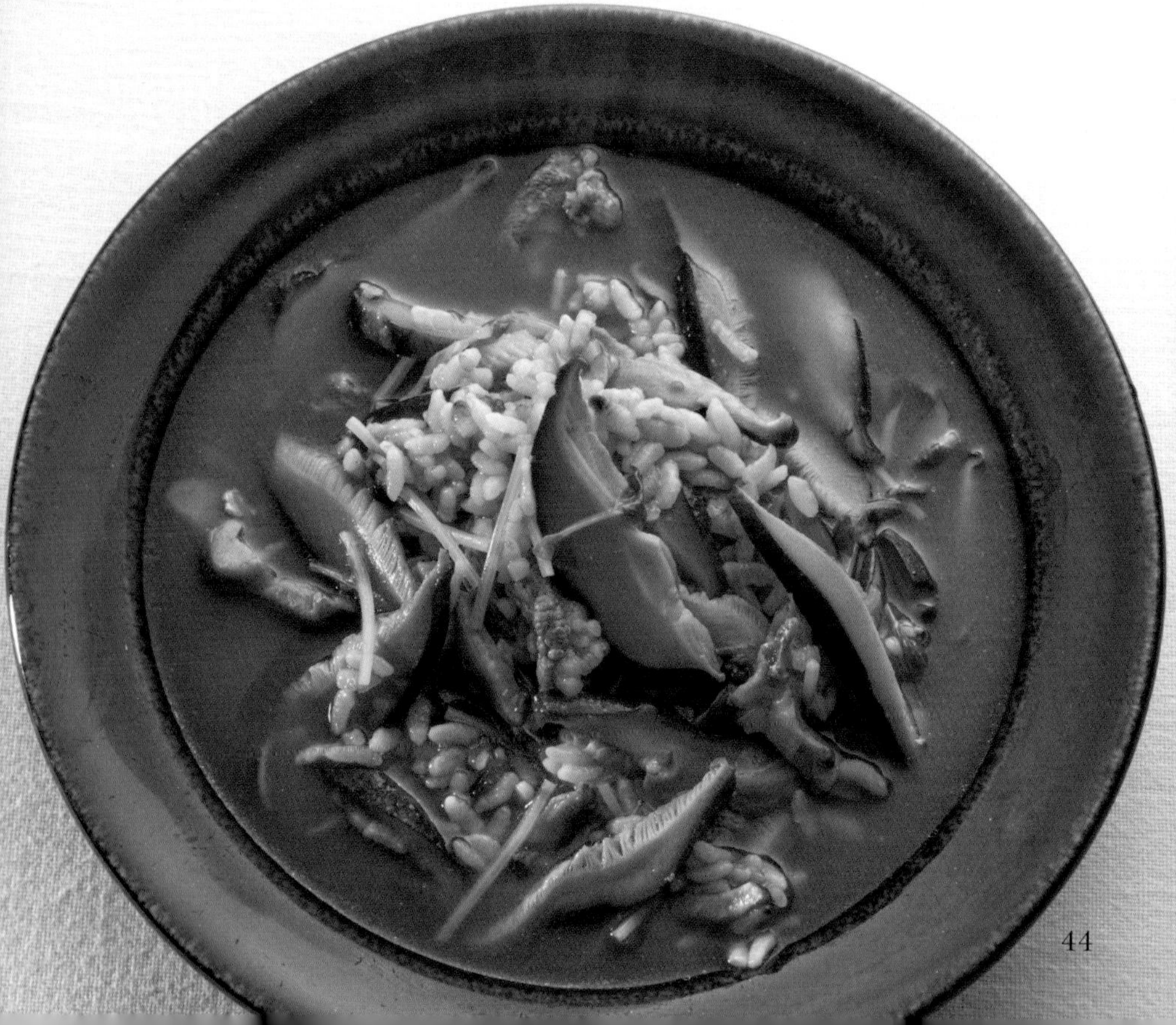

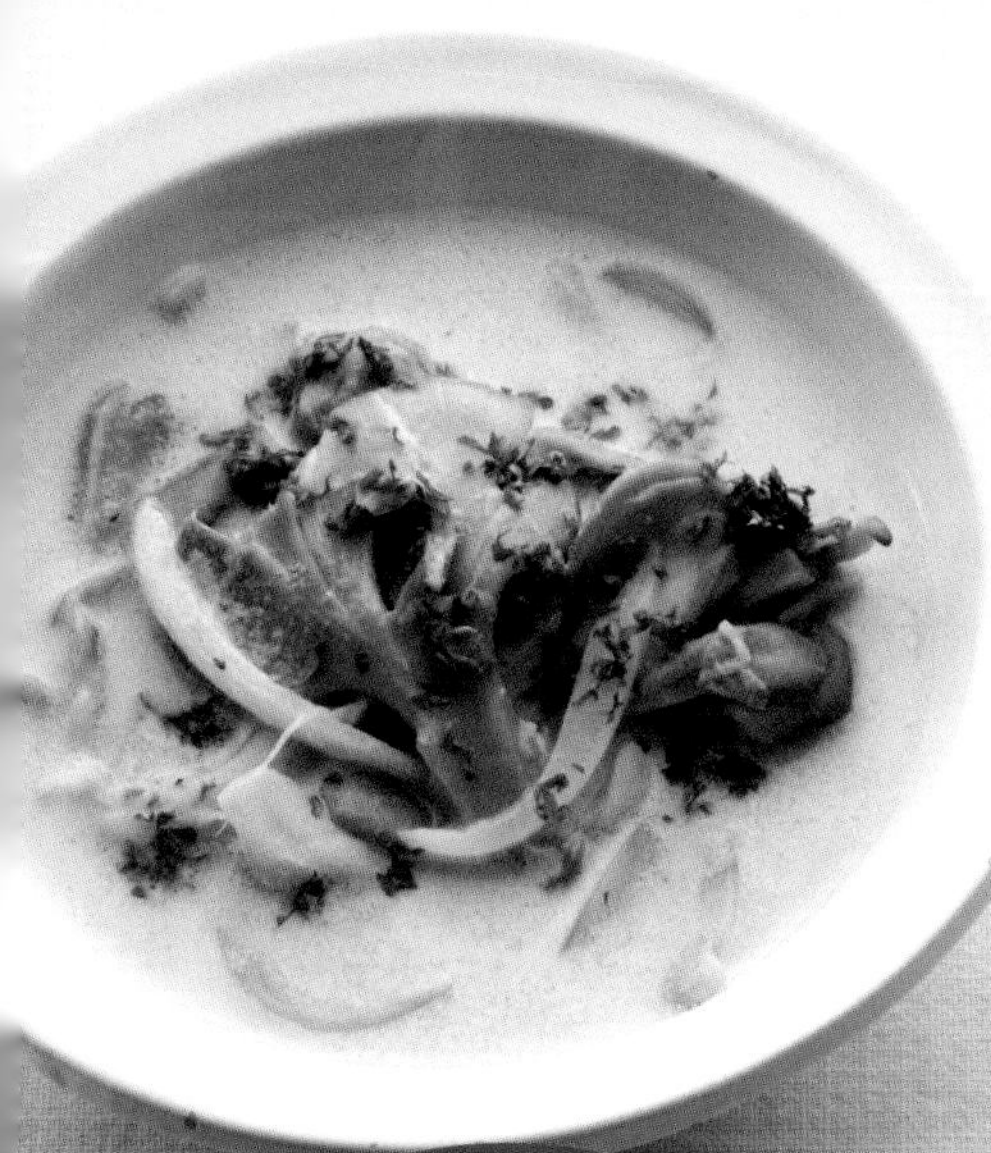

補・捨タイプ　肥満を改善したいとき

まいたけの豆乳スープ

材料（2人分）

まいたけ …… 100g
玉ねぎ …… 1/4個
オリーブ油 …… 大さじ1
A｜水、豆乳 …… 各150mℓ
　｜塩 …… 小さじ1/4
パセリ …… 適量

作り方

1 まいたけは食べやすくほぐし、玉ねぎは薄切りにし、オリーブ油と鍋に入れて中火でしっかり炒める。

2 焼き色がついてきたらAを加えて煮立て、弱火にして1分ほど煮る。器に盛り、刻んだパセリをちらす。

食材・組み合わせ

豆乳（平、甘）にも毒出し作用があり、まいたけとともに老廃物を出す。

補・捨タイプ　むくみ、肥満を改善したいとき

まいたけの海苔スープ

材料（2人分）

まいたけ …… 100g
もみ海苔 …… 1枚分
ごま油 …… 大さじ1
A｜だし …… 400mℓ
　｜塩 …… ひとつまみ
　｜薄口しょうゆ …… 小さじ1

作り方

1 まいたけは食べやすくほぐし、ごま油を熱した鍋に入れ、中火でしっかり炒める。

2 焼き色がついてきたらAを加えて煮立て、弱火にして1分ほど煮る。

3 器に盛り、海苔をのせる。

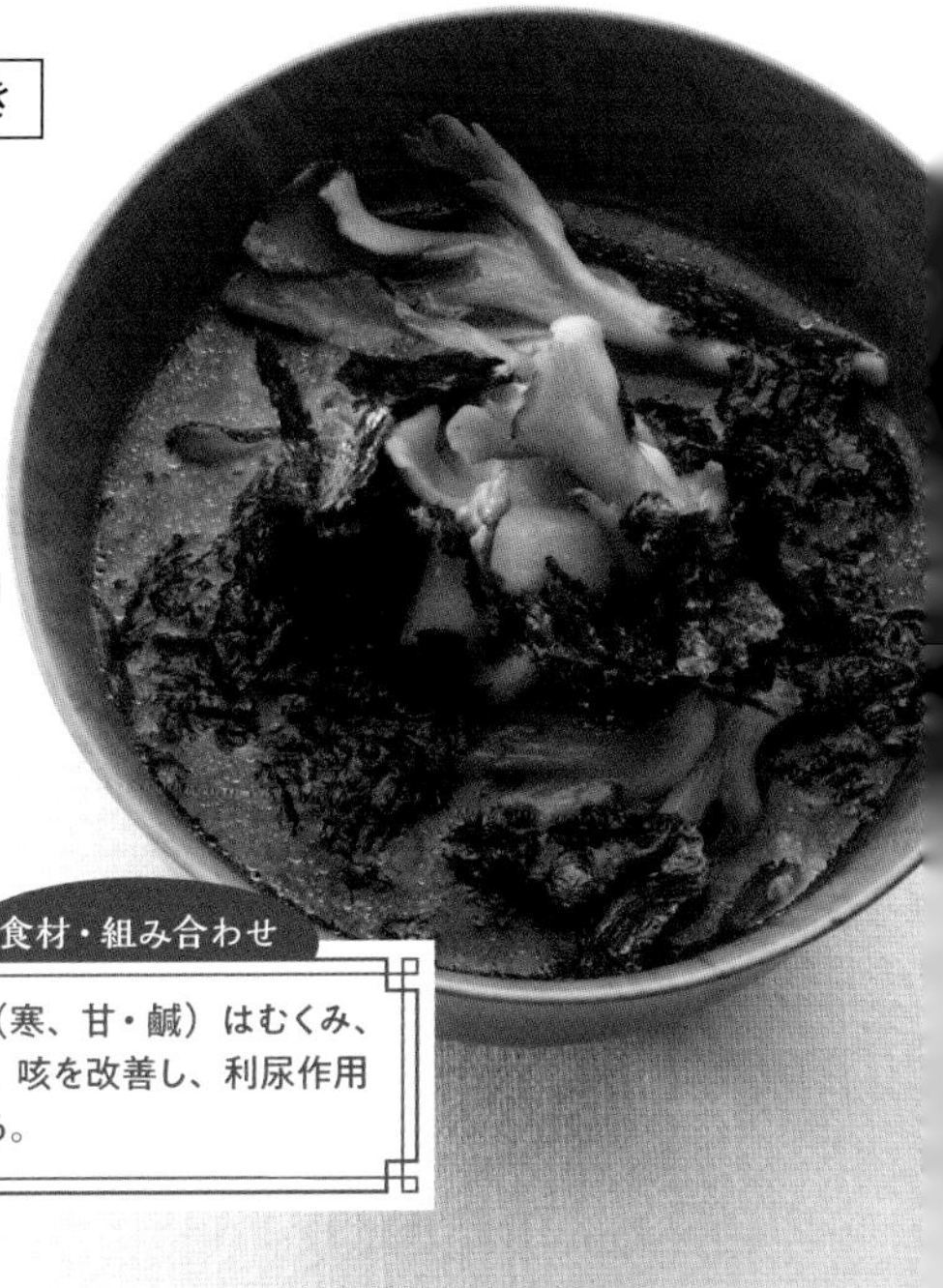

食材・組み合わせ

海苔（寒、甘・鹹）はむくみ、不眠、咳を改善し、利尿作用がある。

わかめ

水分代謝を高めて水の巡りをよくし、水毒による不調を改善します。

鹹味

涼性

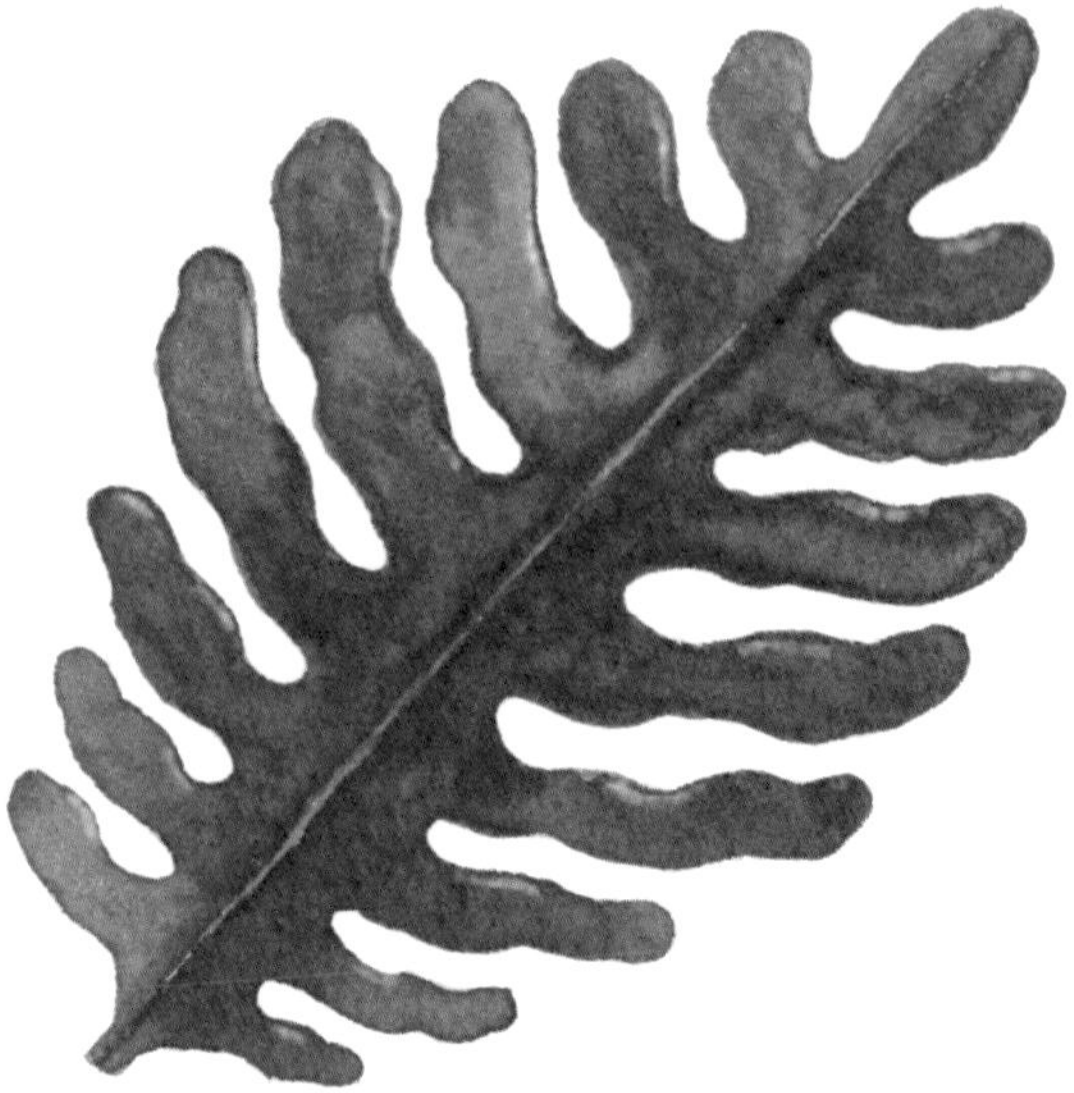

【効能】

⊙余分な水を取り去る。

⊙湿りけを含んだ熱（酒毒など）を取り去る。

⊙はれものをやわらかくする。

⊙むくみ、しこりを改善する。

【栄養】

カリウム、カルシウム、マグネシウムなどのミネラルが豊富に含まれる。また、水溶性食物繊維も豊富で、なかでもアルギン酸は塩分排出や、コレステロール値を下げる働きがある。

調理のコツ

塩蔵わかめの下ごしらえは、よく洗って水につけて戻し、しぼってから切る。乾燥わかめより歯ざわりがよく、産地によってやわらかいもの、コリコリしたものなどの違いがある。

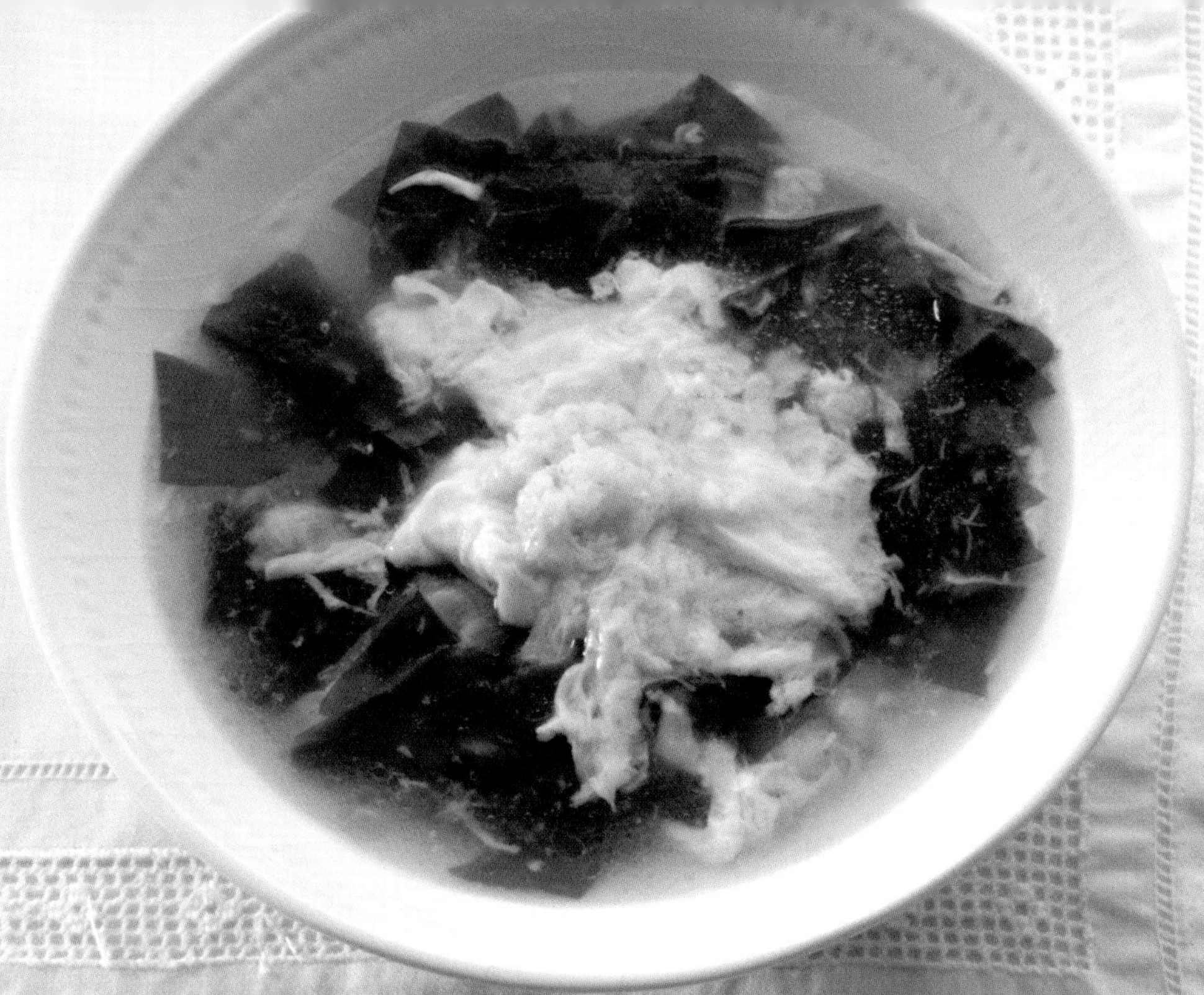

捨タイプ お酒の飲みすぎが気になるとき

わかめとかにの卵スープ

材料（2人分）

わかめ（塩蔵）…20g
かに缶…小1缶（55g）
長ねぎ…15cm
卵…1個

A	水…400ml
	塩…小さじ1/4
	ごま油…小さじ2
B	片栗粉…小さじ1
	水…小さじ2

作り方

1 わかめはよく洗って水につけて戻し、しぼってざく切りにする。長ねぎは斜め薄切りにする。

2 鍋にわかめ、A、かに（缶汁ごと）を入れて煮立て、弱火にして1分ほど煮て、長ねぎを加え、よく混ぜたBを流し入れ、とろみをつける。

3 溶き卵を回し入れ、ふんわりとじる。

食材・組み合わせ

かに（寒、鹹）はほてりを鎮め、黄疸やイライラの改善を助ける。栄養学的にも肝臓の機能を助ける成分が確認されており、酒毒を取り去る作用があるわかめと相乗効果が期待できる。

補・捨・調タイプ むくみ、関節の違和感があるとき

わかめとはと麦のリゾット風スープ

材料（2人分）

わかめ（塩蔵）…… 20g
はと麦 …… 50g
鶏ひき肉 …… 60g
玉ねぎ …… 1/4個
オリーブ油 …… 大さじ1
A｜水 …… 200mℓ
　｜塩 …… 小さじ1/4
豆乳 …… 200mℓ

作り方

1 はと麦は水につけてひと晩おき、ざるに上げる。わかめはよく洗って水につけて戻し、しぼってざく切りにする。

2 玉ねぎはみじん切りにし、オリーブ油、ひき肉と鍋に入れ、中火にかけてしっかり炒め、1、Aを加えて20分ほど煮る。

3 豆乳を加えて弱火で温める。

食材・組み合わせ

はと麦（涼、甘）は熱を取り、利尿作用があり、むくみ、水いぼ、肌荒れ、筋肉や関節のこわばりの改善に役立つ。このスープは、温性の鶏肉も加え、冷やす作用をやわらげている。

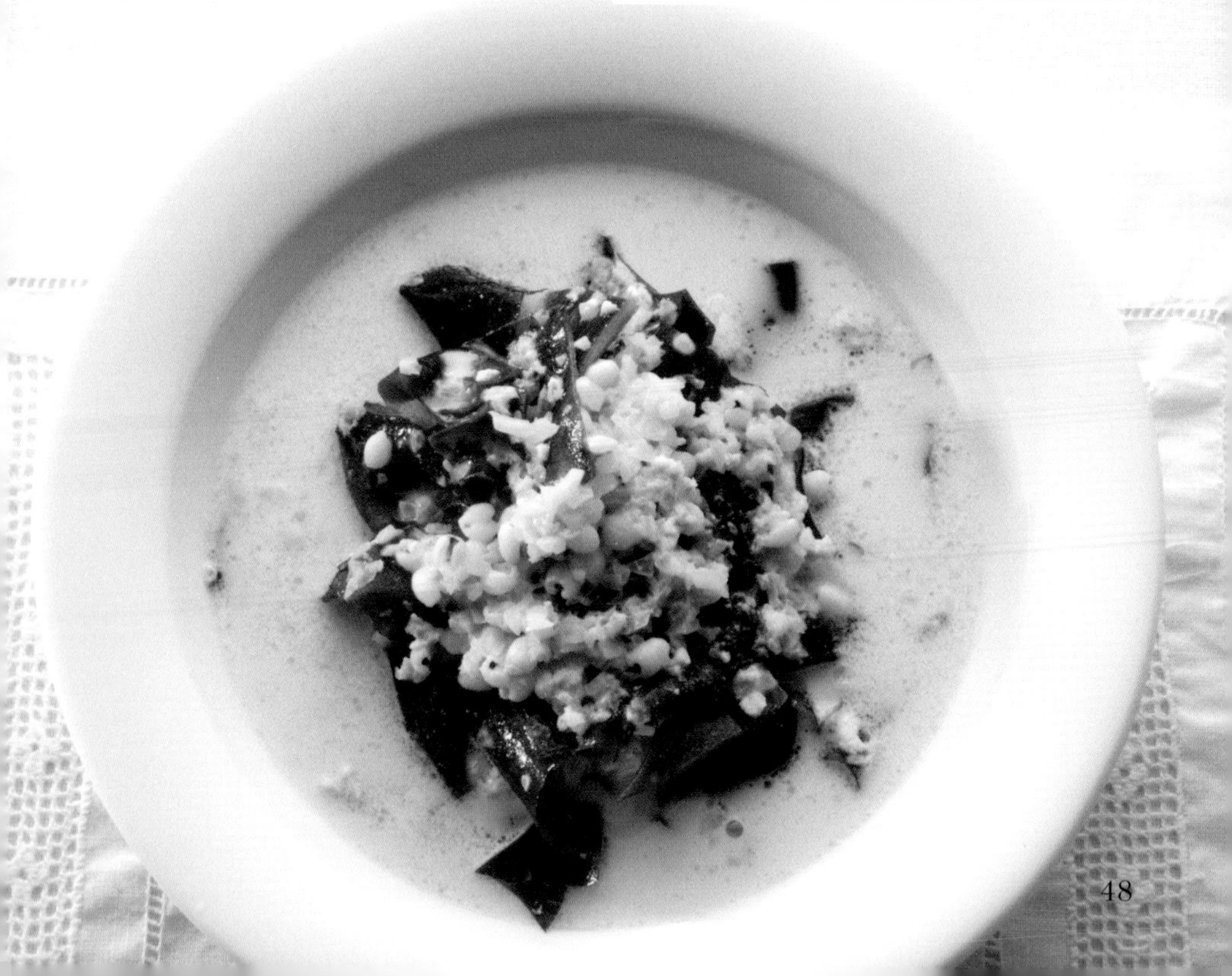

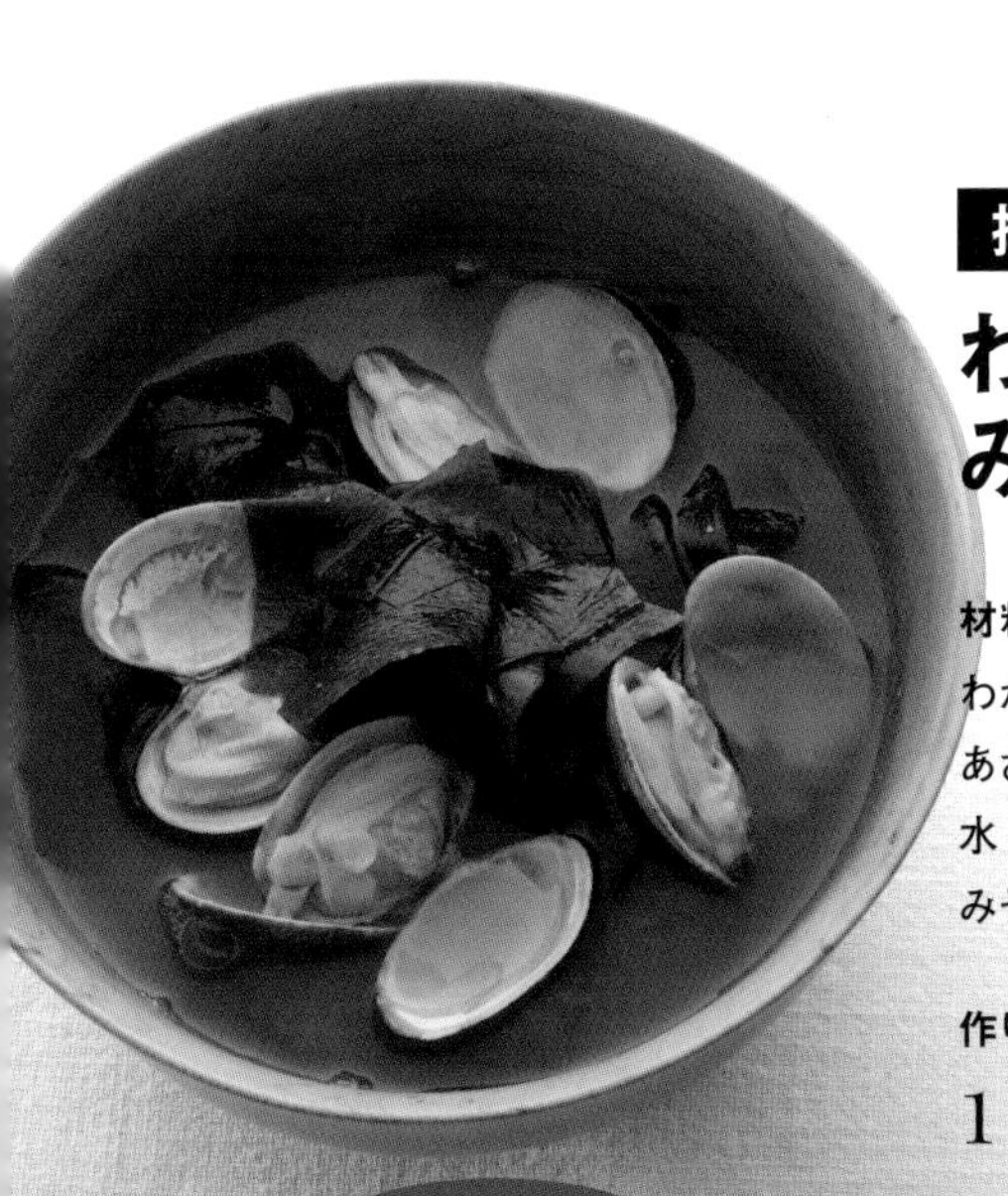

捨タイプ ほてり、むくみ、不安感のあるとき

わかめとあさりのみそスープ

材料（2人分）

わかめ（塩蔵）…… 20g
あさり …… 100g
水 …… 400mℓ
みそ …… 大さじ1

作り方

1 わかめはよく洗って水につけて戻し、しぼってざく切りにする。あさりは砂抜きして洗う。

2 鍋に1、あさり、水を入れて煮立て、弱火にして1分ほど煮て、あさりに火が通ったらみそを溶き入れる。

食材・組み合わせ

あさり（寒、甘・鹹）は余分な熱と水を取り去り、むくみ、情緒不安の改善を助ける。

捨タイプ ほてり、むくみがあるとき

わかめときゅうりの冷たいスープ

材料（2人分）

わかめ（塩蔵）…… 20g
きゅうり …… 1本
A だし …… 350mℓ
　しょうゆ …… 小さじ2
　ごま油 …… 小さじ1
　酢 …… 大さじ1
　おろしにんにく …… 小さじ1/4
すり白ごま …… 適量

作り方

1 わかめはよく洗って水につけて戻し、しぼってざく切りにし、ざるに入れて熱湯をかけ、水けをきる。

2 Aを混ぜて1を加え、冷蔵庫で冷やし、粗いおろし金でおろしたきゅうりと盛りつけてすりごまをふる。

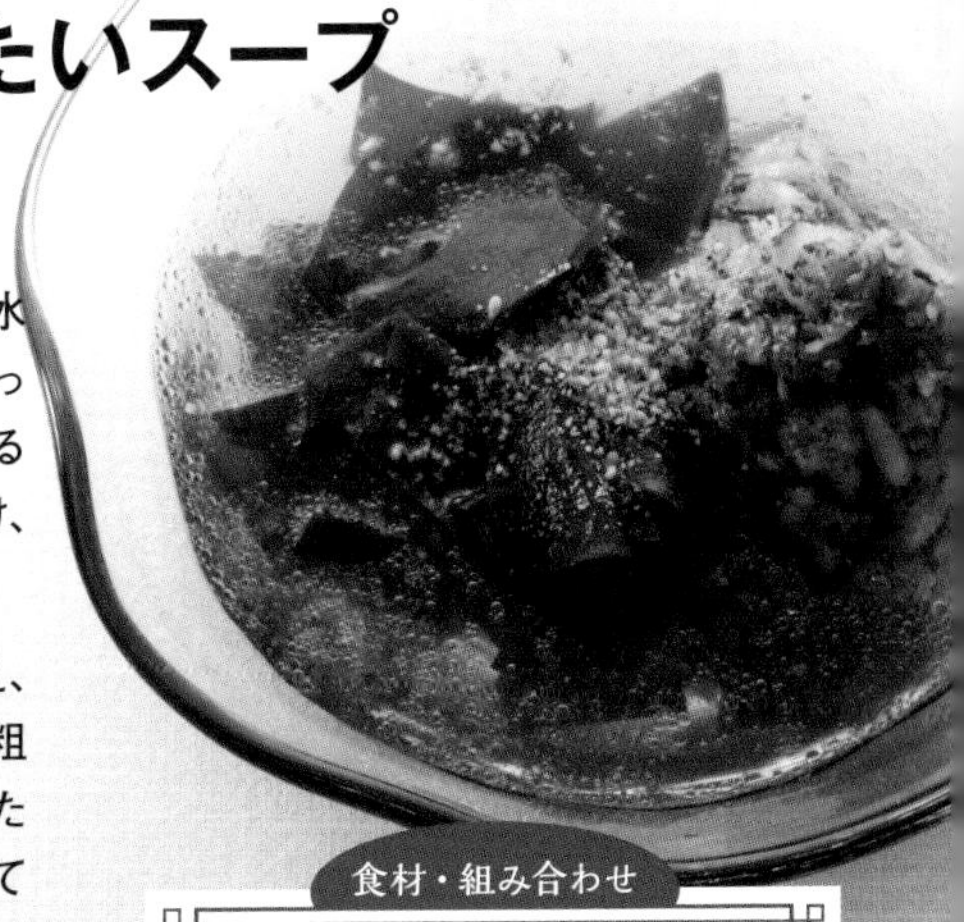

食材・組み合わせ

きゅうり（寒、甘）は熱、水を取り、解毒作用があり、むくみや口の渇きを改善する。

もやし

体内にこもった熱と水を取り去り、食べすぎによる不調やむくみを改善します。

大豆もやし　甘味　涼性

緑豆もやし　甘味　寒性

【効能】

- ⊙余分な熱と水を取り去る。
- ⊙水太りの改善。
- ⊙むくみを改善する。
- ⊙解毒作用により、口内炎や膀胱炎などを改善。
- ⊙二日酔いの症状をやわらげる。

【栄養】

大豆もやしはタンパク質を含み、毒出しを助ける食物繊維とカリウムが豊富。緑豆もやしはエネルギーが低いのが魅力。

調理のコツ

もやしは雑菌が繁殖しやすく、生食は食中毒の危険性があるので避け、必ず洗って加熱調理して食べるように。また、大豆もやしは豆のアミノ酸が豊富で、うまみも濃い。

捨タイプ　むくみ、水太り、炎症を改善したいとき

豆もやしの韓国風スープ

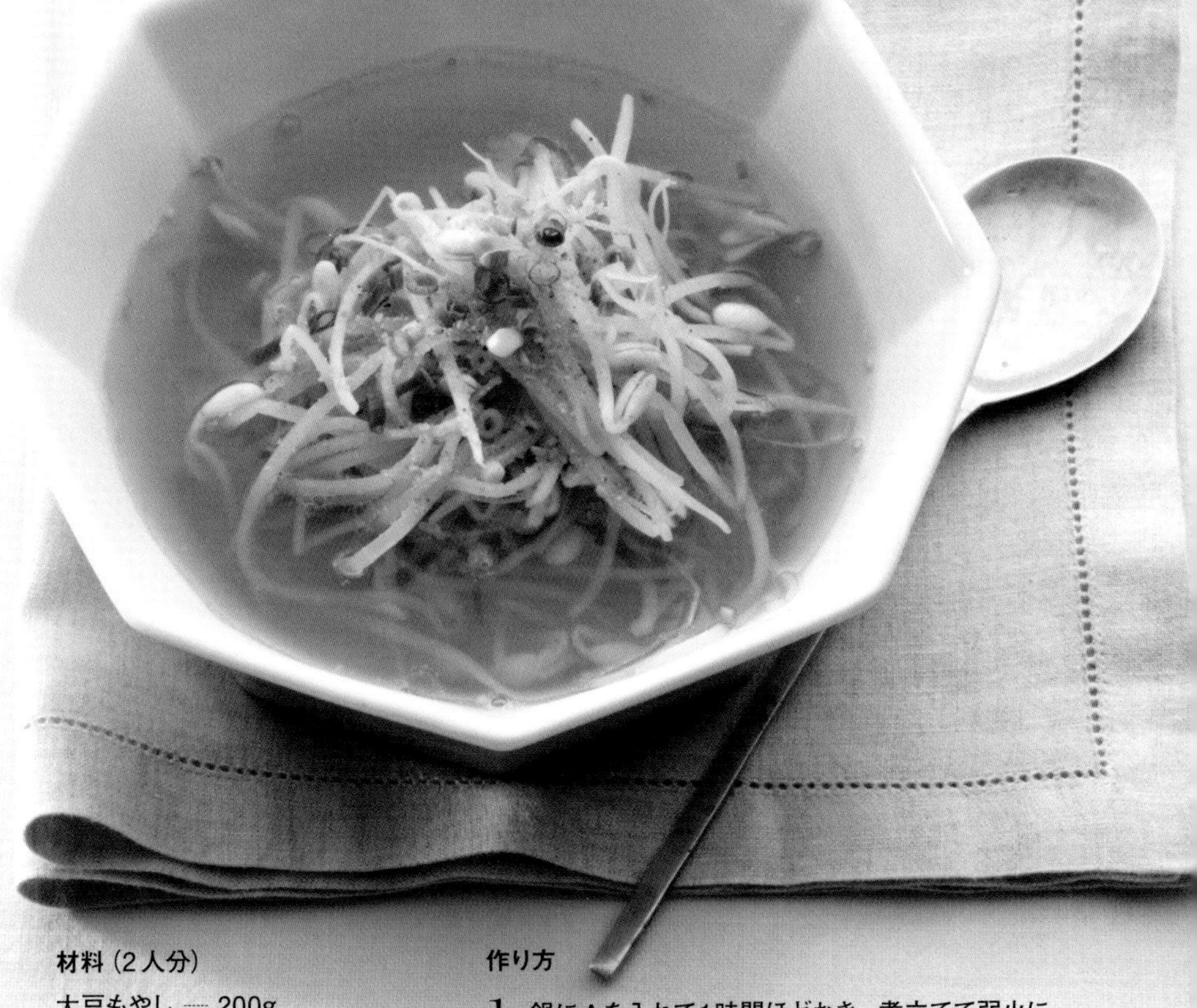

材料（2人分）

大豆もやし …… 200g

A 煮干し …… 15g
　水 …… 450mℓ

B 塩 …… ふたつまみ
　しょうゆ …… 小さじ1強
　ごま油 …… 小さじ1
　おろしにんにく …… 少々

すり白ごま、小ねぎ …… 各適量

作り方

1 鍋にAを入れて1時間ほどおき、煮立てて弱火にし、7〜8分煮る。煮干しを取り出す。

2 1の鍋にもやしを入れて煮立て、もやしがしんなりするまで中火で煮る。

3 Bを加えてひと煮し、器に盛ってすりごま、刻んだ小ねぎをちらす。

食材・組み合わせ

にんにく（P37）を加えることで、もやしの体を冷やす作用をやわらげる。また、にんにくは、風邪や咳を改善し、免疫力アップや体力向上にも役立つ。

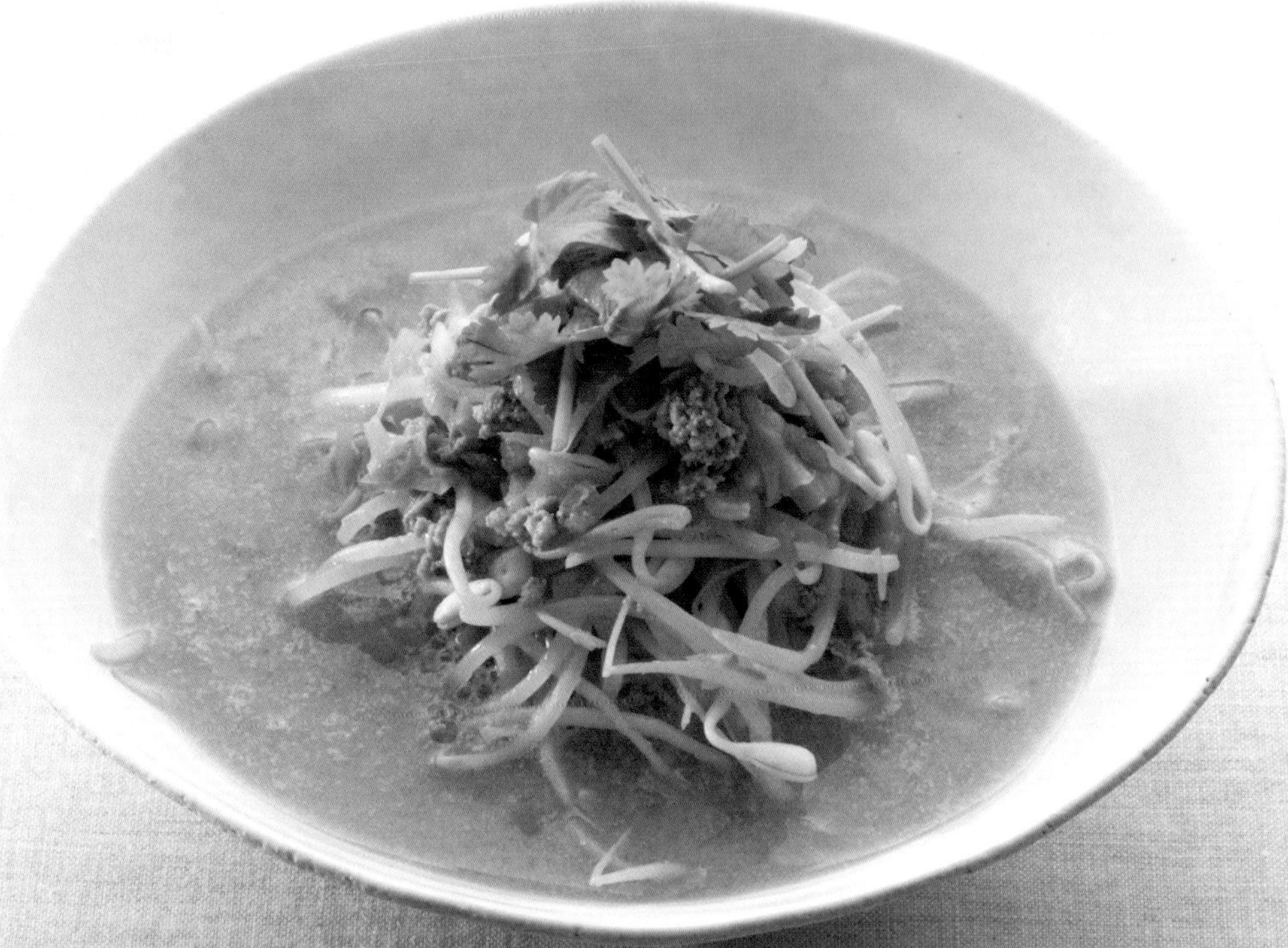

補・捨タイプ 便秘がちで肌荒れが気になるとき

豆もやしの担々スープ

材料（2人分）

大豆もやし ― 200g
豚ひき肉 ― 80g
ザーサイ ― 40g
しょうが ― 1片
ごま油 ― 大さじ1
A｜豆板醤 ― 小さじ1
　｜芝麻醤 ― 大さじ1
　｜水 ― 450mℓ
　｜しょうゆ ― 小さじ2
パクチー ― 適量

作り方

1 ザーサイ、しょうがはみじん切りにし、ひき肉、ごま油と鍋に入れて中火で炒める。

2 肉に火が通ったら、もやし、Aを加えて煮立て、弱火にして3分ほど煮る。

3 器に盛り、刻んだパクチーをのせる。

食材・組み合わせ

ごま（平、甘）は白、黒で効能が違う。白ごまは肌や腸を潤して便秘、肌荒れの改善に役立ち、黒ごまは、不眠、足腰の衰えによい。

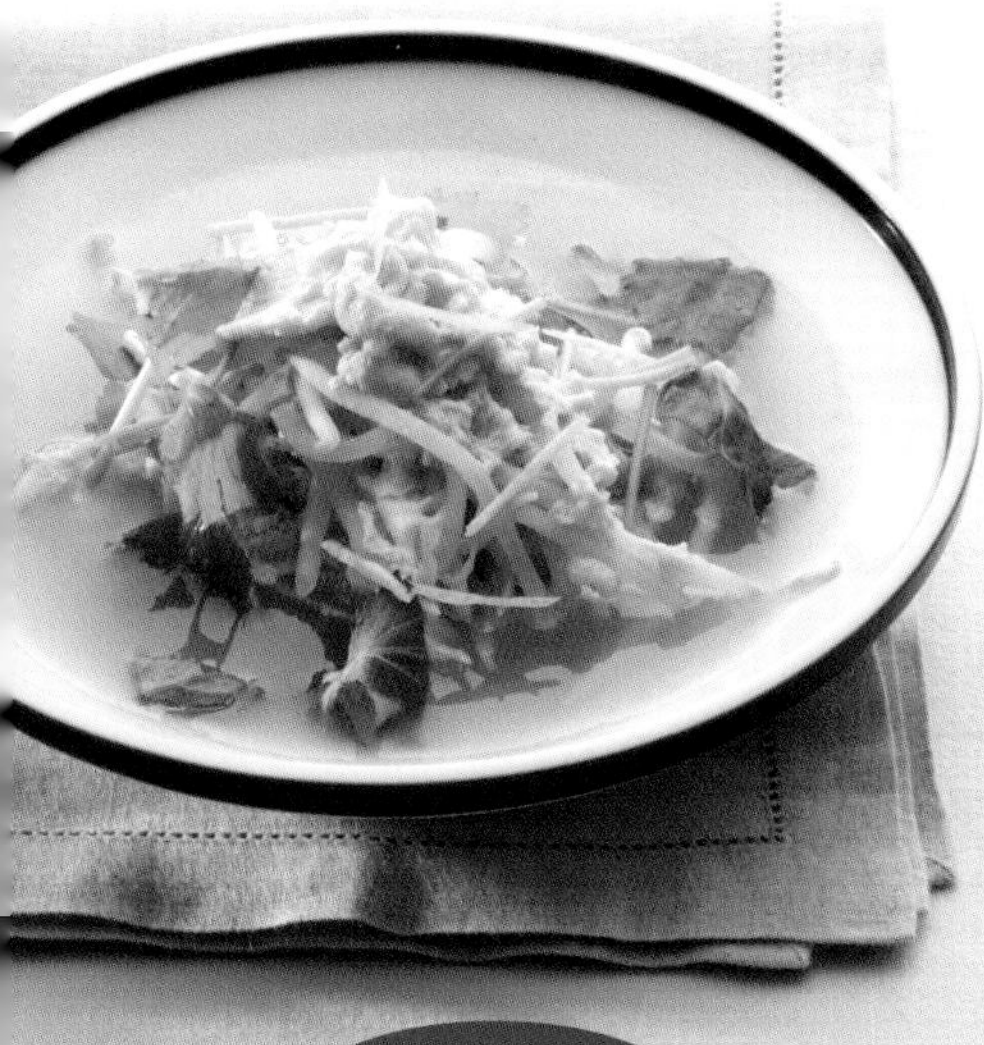

補・捨タイプ　イライラ、不安感があるとき

もやしの卵とじスープ

材料（2人分）
緑豆もやし …… 200g
卵 …… 2個
A｜だし …… 400mℓ
　｜塩 …… 小さじ1/4
　｜しょうゆ …… ひとたらし
三つ葉、柚子の皮 …… 各適量

作り方

1 鍋にAを入れて煮立て、もやしを加えてさっと煮る。

2 溶き卵を回し入れ、ふわっとなれば火を止める。刻んだ三つ葉と柚子の皮をちらす。

食材・組み合わせ

三つ葉（平、辛・甘）は解毒作用があり、イライラ、痰、皮膚のかゆみを改善する。

捨タイプ　胃もたれ、ほてりがあるとき

もやしとパクチーのタイ風スープ

材料（2人分）
緑豆もやし …… 250g
パクチー …… 1株
にんにく …… 1片
レモン（くし形切り）…… 2片
A｜だし …… 400mℓ
　｜ナンプラー …… 小さじ1強
　｜唐辛子（輪切り）
　｜　…… ひとつまみ

作り方

1 パクチーの根とかたい茎、にんにくは細かく刻み、Aと鍋に入れて煮立てる。

2 もやしを加えて煮立て、弱火にして1分ほど煮たら火を止め、刻んだパクチーの葉を加える。器に盛り、レモンを添える。

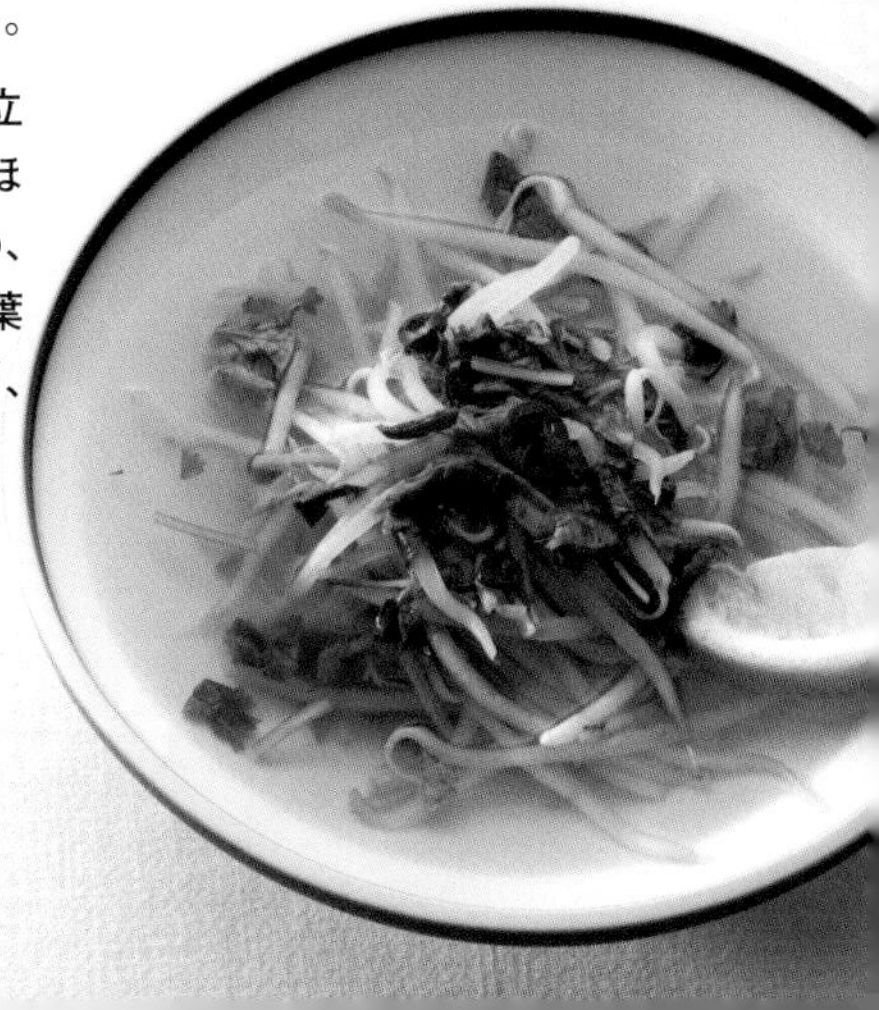

食材・組み合わせ

パクチー（温、辛）は熱を取り、利尿作用があり、穀物による消化不良を改善する。

セロリ

熱を取り去ってのぼせ、便秘を改善し、ストレスの緩和に役立ちます。

甘味　苦味

涼性

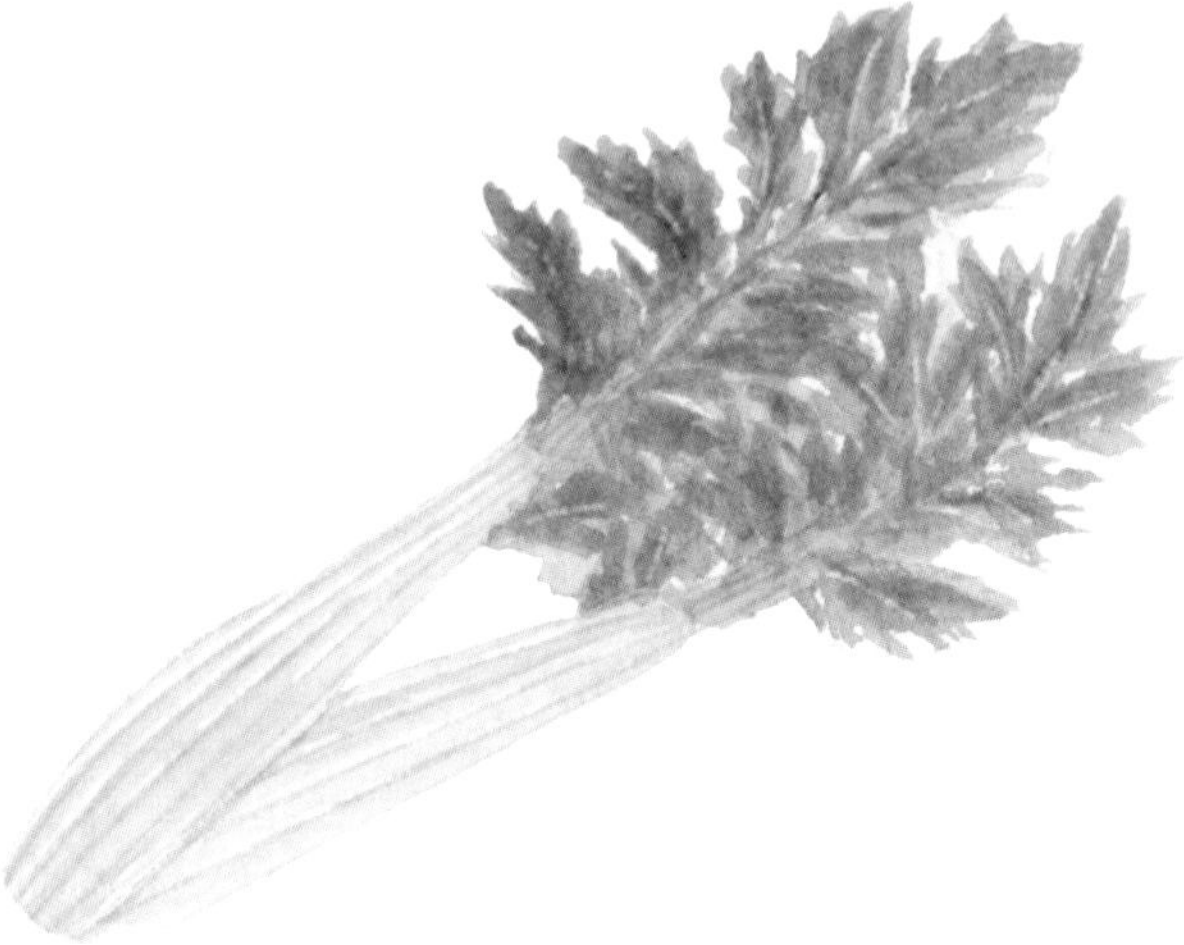

【効能】

⊙余分な熱を取り去る。

⊙上昇した気の流れを正常に調える。

⊙便秘の改善。

⊙精神を安定させる。

⊙高血圧の改善。

【栄養】

葉の部分には抗酸化作用が高いβカロテンが豊富。また、香り成分にはストレス緩和や痛みの軽減、自律神経の乱れを改善する働きがある。

調理のコツ

斜め薄切りにする場合は筋を取らなくても大丈夫。気になるときは、端から包丁を浅く入れて引っ張って取る。また、葉は生食より軽く火を通したほうがクセがやわらぐ。

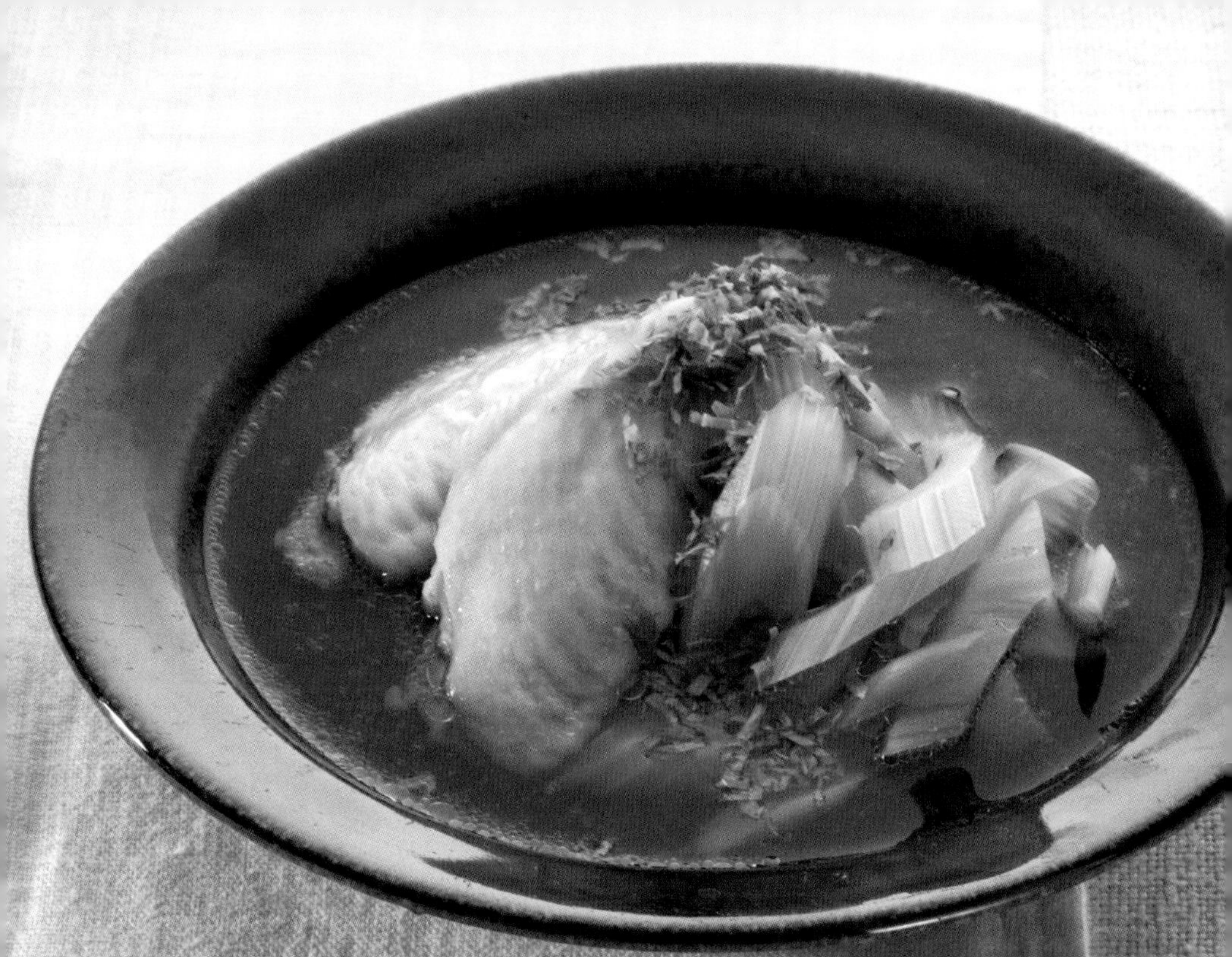

補・捨・流・調タイプ　元気が出ない、ほてりがあるとき

セロリと鶏手羽のスープ

材料（2人分）

セロリ …… 200g
セロリの葉 …… 適量
鶏手羽 …… 6本
A しょうが（薄切り） …… 1枚
　柚子の皮（そぎ切り） …… 1枚
　塩 …… 小さじ1/4強

作り方

1. 鶏手羽はざるに入れて熱湯をかけ、鍋にAと入れて水をかぶるくらい加え、煮立てて弱火にし、10分ほど煮る。
2. セロリは厚めの斜め切りにし、1に加えて煮立て、弱火にして5分ほど煮る。
3. 器に盛り、刻んだセロリの葉をのせる。

食材・組み合わせ

セロリと柚子の組み合わせで、香り十分。鶏の匂いもカバーする。柚子の皮（温、苦・辛）は気を巡らせて気力を増し、香り成分のリモネンにはリラックス効果がある。

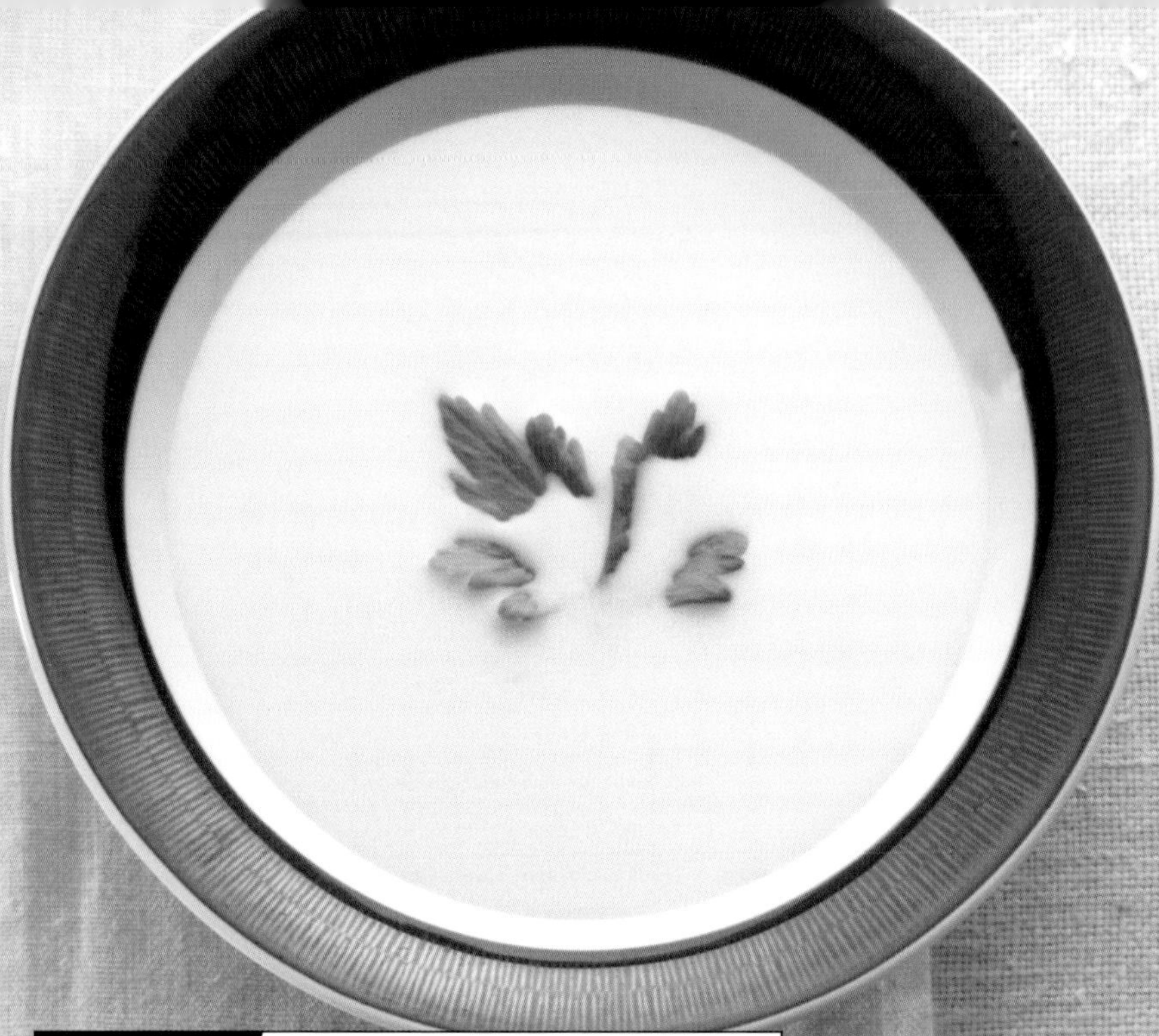

捨・流タイプ ストレスがあり、胃の調子が悪いとき

セロリのポタージュ

材料（2人分）

セロリ …… 120g
セロリの葉 …… 適量
玉ねぎ …… 1個
オリーブ油 …… 大さじ1
A｜塩 …… 小さじ1/4
　｜水 …… 200mℓ
豆乳 …… 200mℓ

作り方

1 セロリは葉と茎に分け、茎は繊維と直角に薄切りに、玉ねぎは薄切りにする。

2 鍋に1、オリーブ油を入れて中火で炒め、弱火にして蓋をし、ときどきかき混ぜながら蒸し炒めにする。

3 Aを加えて煮立て、弱火にして蓋をし、5分ほど煮たらミキサーにかけてなめらかにし、豆乳を混ぜ、温める。器に盛り、セロリの葉をのせる。

※冷やしてもおいしい。

食材・組み合わせ

玉ねぎ（温、甘・辛）は、気・血の巡りをよくし、胃の不快感を改善する。セロリと組み合わせることで、体を冷やしすぎずに巡りを調える。

補・捨・調タイプ　夏バテで食欲がないとき

セロリとベーコンのスープ

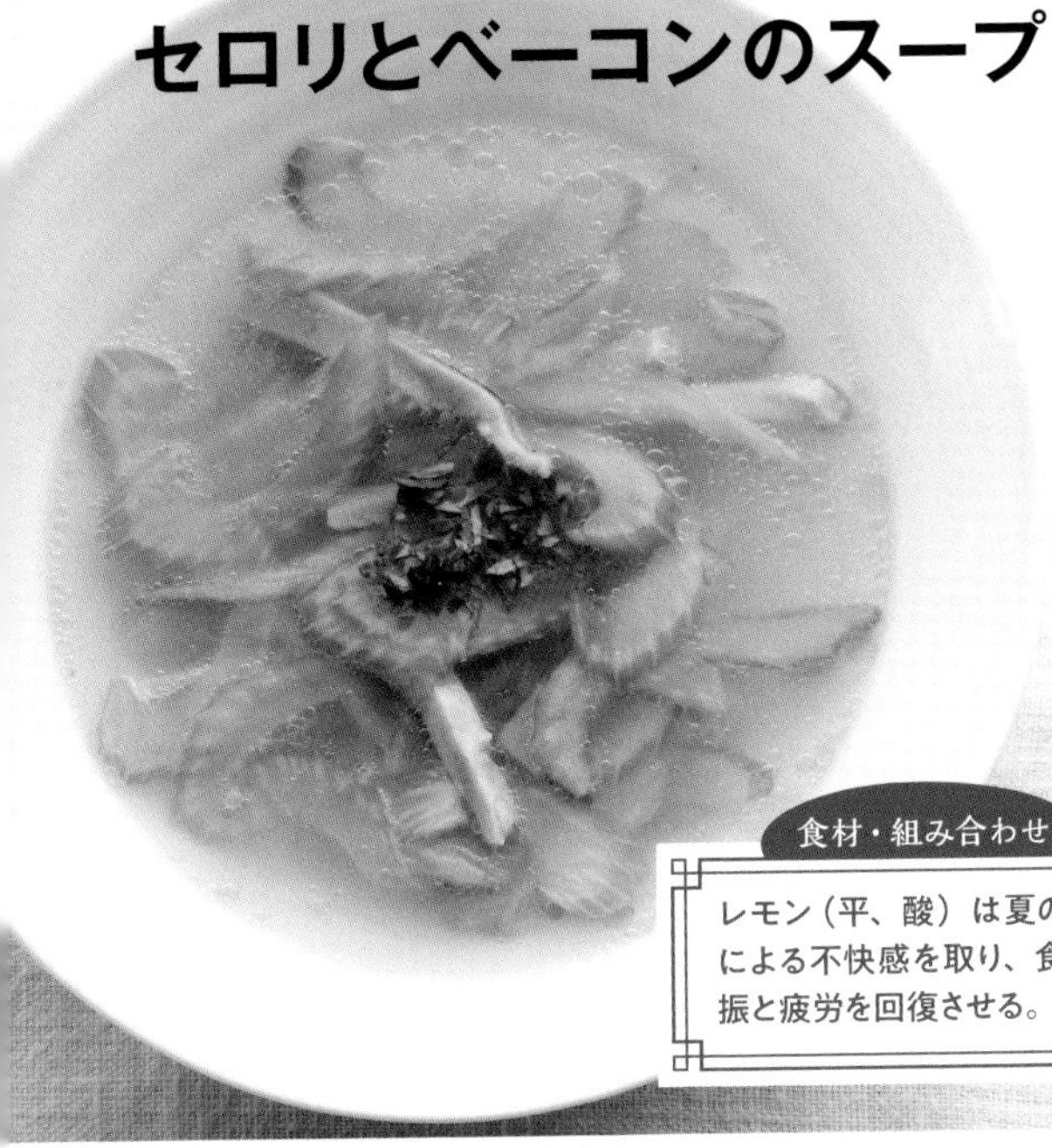

材料（2人分）

セロリ ---- 120g

セロリの葉 ---- 適量

ベーコン ---- 30g

A｜水 ---- 400mℓ
　｜塩 ---- 小さじ1/4弱
　｜オリーブ油 ---- 小さじ1

レモン（くし形切り）---- 1片

作り方

1　セロリは斜め薄切り、ベーコンはせん切りにし、鍋にAと入れる。

2　1を煮立て、弱火にして5分ほど煮る。器に盛り、刻んだセロリの葉をちらし、レモンをしぼる。

食材・組み合わせ

レモン（平、酸）は夏の暑さによる不快感を取り、食欲不振と疲労を回復させる。

補・捨タイプ　栄養不足、ストレスを感じるとき

セロリとツナのみそ汁

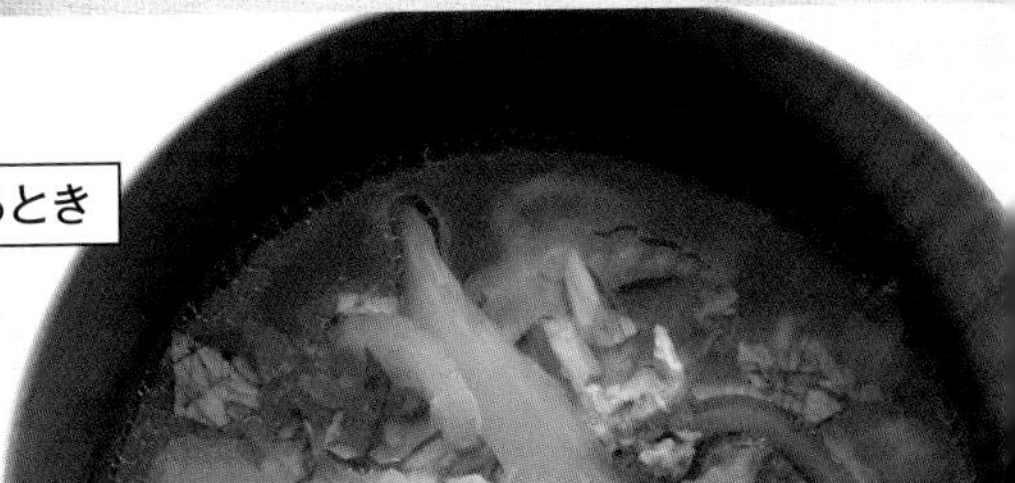

材料（2人分）

セロリ ---- 120g

セロリの葉 ---- 適量

ツナ缶（油漬け）---- 1缶（70g）

水 ---- 400mℓ

みそ ---- 大さじ1

作り方

1　セロリは斜め薄切りにし、ツナ（缶汁ごと）、水と鍋に入れて煮立てる。

2　そのまま1分ほど煮て、みそを溶き入れ、刻んだセロリの葉をちらす。

食材・組み合わせ

ツナ（まぐろ／温、甘）は気・血を補い、疲労・冷え・貧血などを改善する。

チンゲン菜

血の巡りをよくして熱を取り去り、
胃腸を助け、精神を安定させます。

甘味
平性

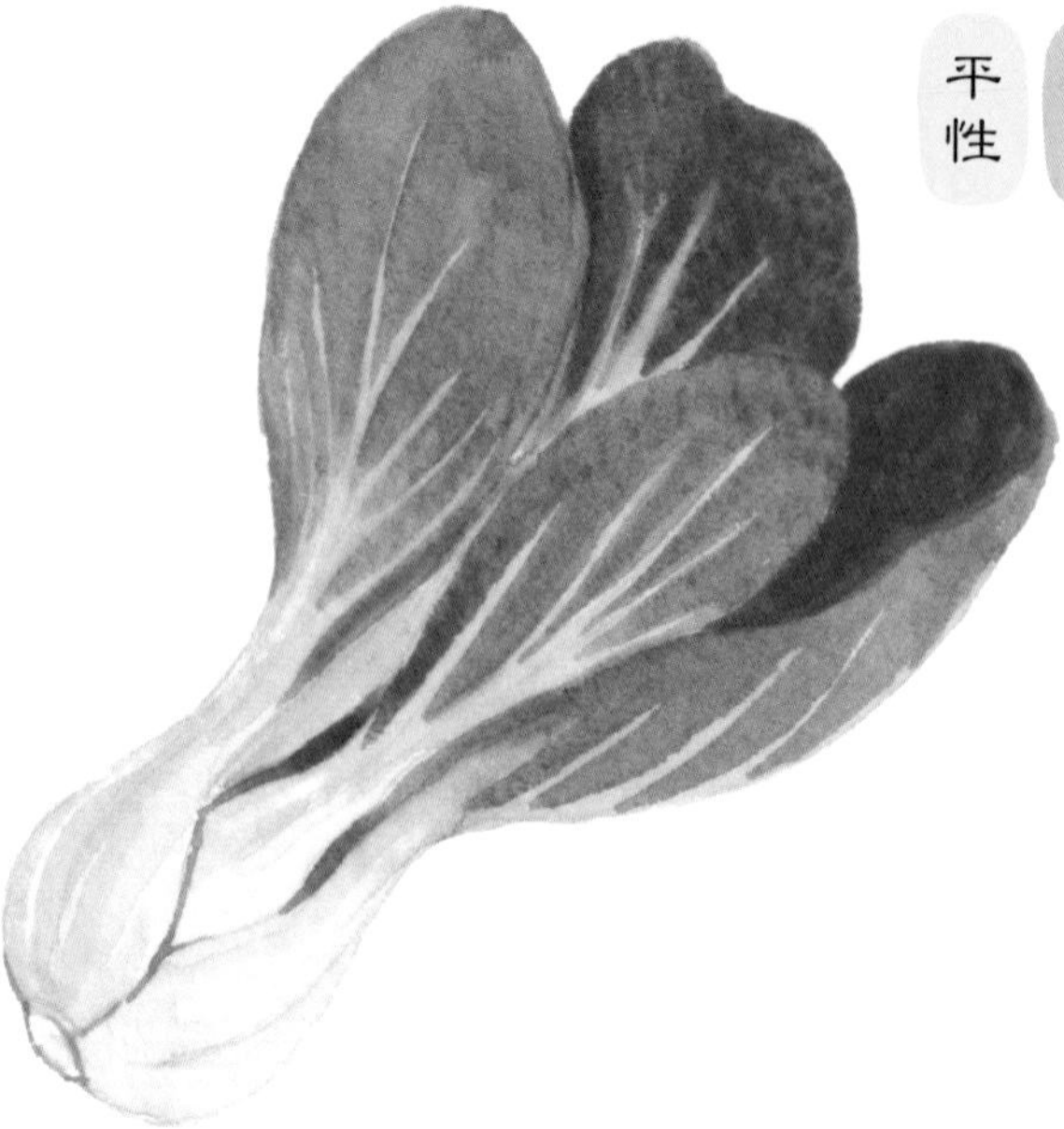

【効能】

⊙血栓などを防ぎ、血の巡りをよくする。
⊙消化機能を整える。
⊙熱をもったできもの、はれもの、炎症を改善。
⊙のぼせ、ほてりを冷ます。
⊙ストレスを緩和する。

【栄養】

骨の形成や血管の健康維持、出血を止める作用に不可欠なビタミンKが豊富。そのほか、カルシウム、βカロテン、ビタミンCも多く含まれている。

調理のコツ

葉と茎の厚みに差があるので切り分けて調理し、火の通り方を均一にするのがコツ。また、根元近くに泥がついていたら、縦割りにしたあと流水で洗うとよい。

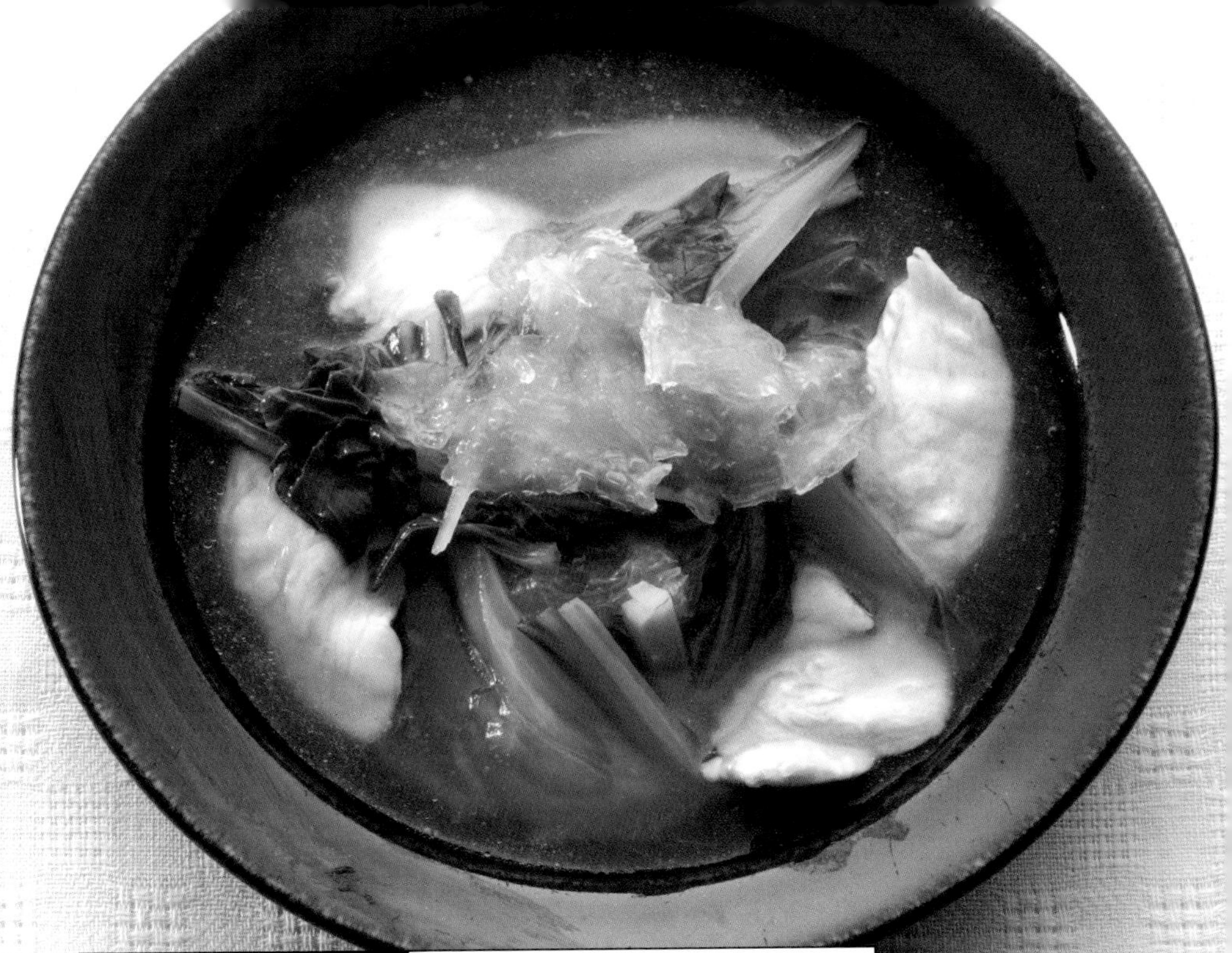

補・捨・流・調タイプ　血行の悪さ、便秘を改善したいとき

チンゲン菜と鶏ささみの寒天スープ

材料（2人分）

チンゲン菜 …… 2株（200g）
鶏ささみ …… 2本
しょうが（せん切り）…… 1片分
棒寒天 …… 1本（7g）
片栗粉 …… 適量
A｜水 …… 400mℓ
　｜塩 …… 小さじ1/4
　｜しょうゆ …… ひとたらし
ごま油 …… 小さじ2

作り方

1 チンゲン菜は葉と茎に切り分け、葉は長さを半分に切り、茎は縦8つ割りに切る。寒天は水につけて戻す。ささみはそぎ切りにして片栗粉をまぶす。

2 鍋にごま油を熱してチンゲン菜、しょうがを入れ、中火でさっと炒める。

3 Aを加えて煮立て、ささみを加えてさっと煮たら火を止め、しぼった寒天をちぎり入れる。

食材・組み合わせ

寒天（寒、甘・淡）はこもった熱を取り、便通をよくし、解毒作用がある。仕上げに加えると溶けきらず、トロトロの口当たりが楽しめるので、いろいろなスープのトッピングにおすすめ。

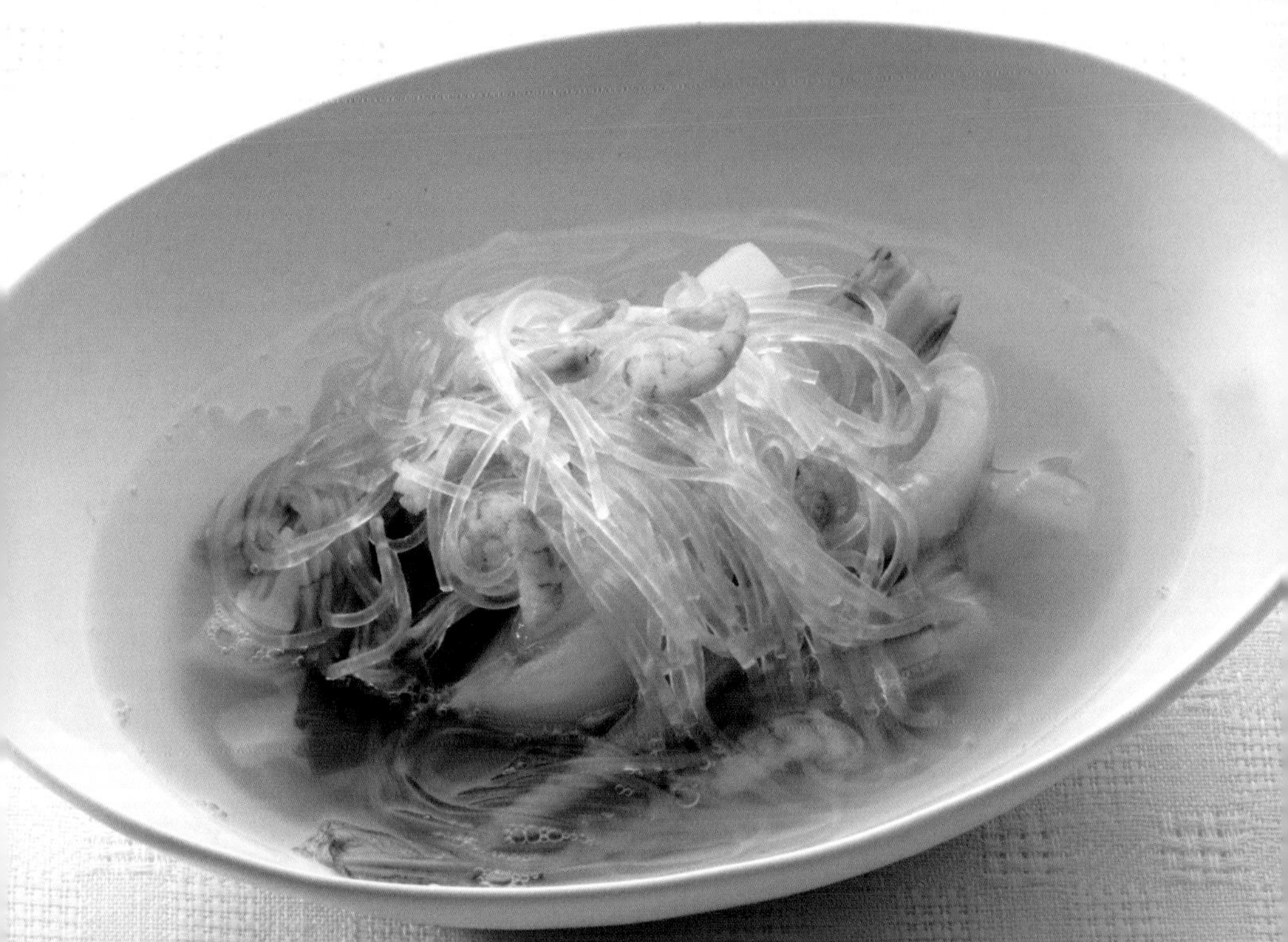

補・捨・流・調タイプ 夏バテ、ほてり、ストレスを感じるとき

チンゲン菜と干しえびの酸味スープ

材料（2人分）

チンゲン菜 … 小2株（150g）
干しえび … 5g
緑豆春雨 … 20g
A｜水 … 300mℓ
｜塩 … 小さじ1/4
｜しょうゆ … ひとたらし
酢 … 大さじ1

作り方

1 干しえびは水100mℓにつけ、ひと晩おいて戻す。

2 チンゲン菜は葉と茎に切り分け、葉は長さを半分に切り、茎は縦8つ割りに切る。春雨はキッチンバサミで半分に切る。

3 1（戻し汁ごと）、2、Aを鍋に入れて煮立て、弱火にして蓋をし、5分ほど煮る。火を止めて酢を加える。

食材・組み合わせ

緑豆春雨（寒、甘）は余分な熱と水を取り去り、暑さによる疲れをいやす。チンゲン菜との組み合わせは夏におすすめのコンビだが、えびを加えることで作用をおだやかにするのが肝心。

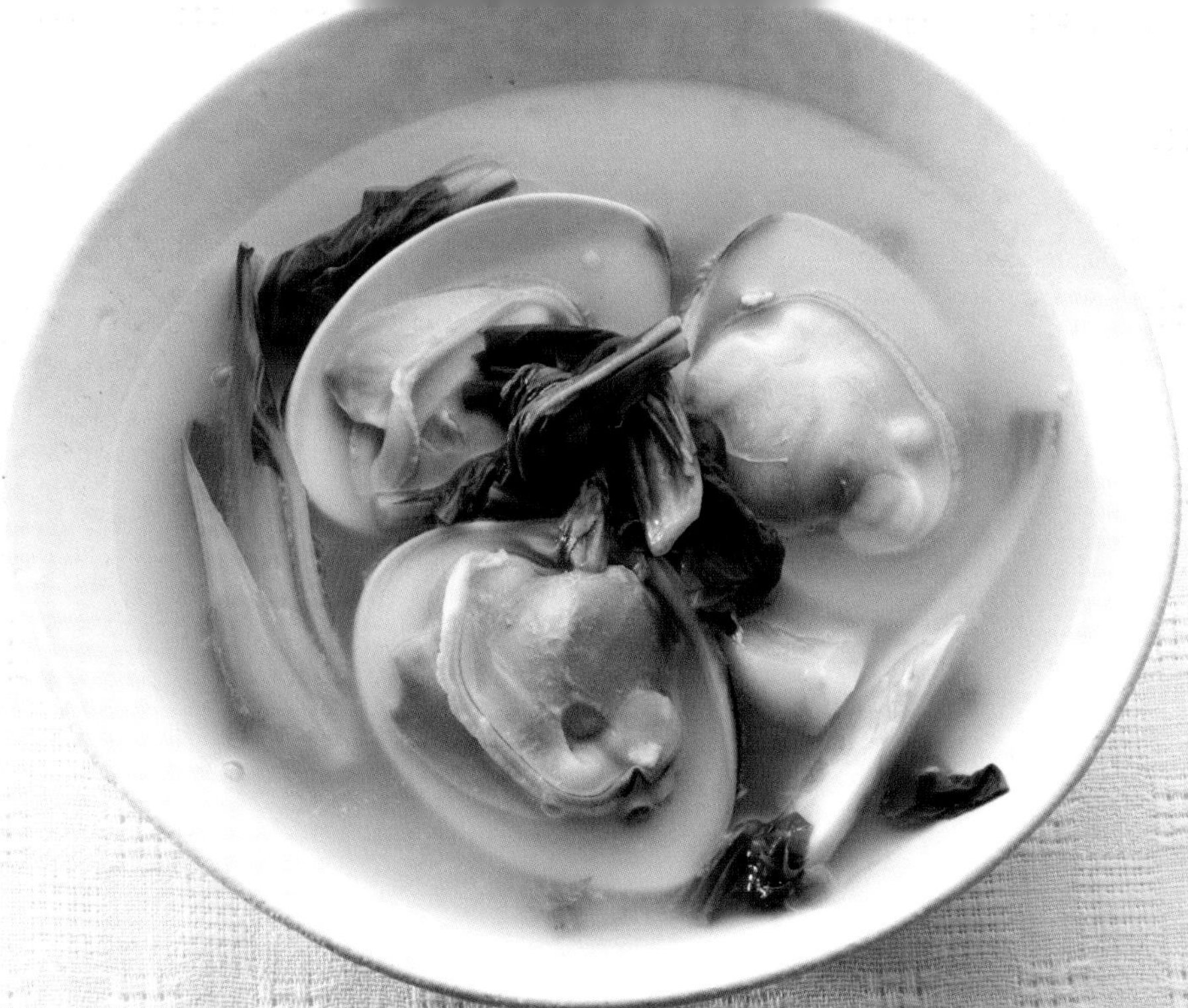

補・捨・流タイプ むくみ、はれものを改善したいとき

チンゲン菜とはまぐりのスープ

材料（2人分）

チンゲン菜 ― 小2株（150g）
はまぐり ― 6個
にんにく ― 1片
ごま油 ― 大さじ1/2
水 ― 450mℓ

作り方

1 チンゲン菜は葉と茎に切り分け、葉は長さを半分に切り、茎は縦8つ割りに切る。はまぐりは砂抜きして洗う。

2 にんにくはみじん切りにして鍋に入れ、ごま油、はまぐりを加えてさっと炒める。

3 チンゲン菜、水を加えて煮立て、貝が開いたら1分ほど煮る。

食材・組み合わせ

はまぐり（寒、甘•鹹）は利尿作用があると同時に、体を潤す働きもあり、むくみ改善と体力回復に役立つ。また、はれものなど体内の塊（かたまり）をほぐす作用もある。

トマト

こもった熱を取り去り、必要な水分を補い、胃の働きを助けて消化を促します。

甘味　酸味

微寒性

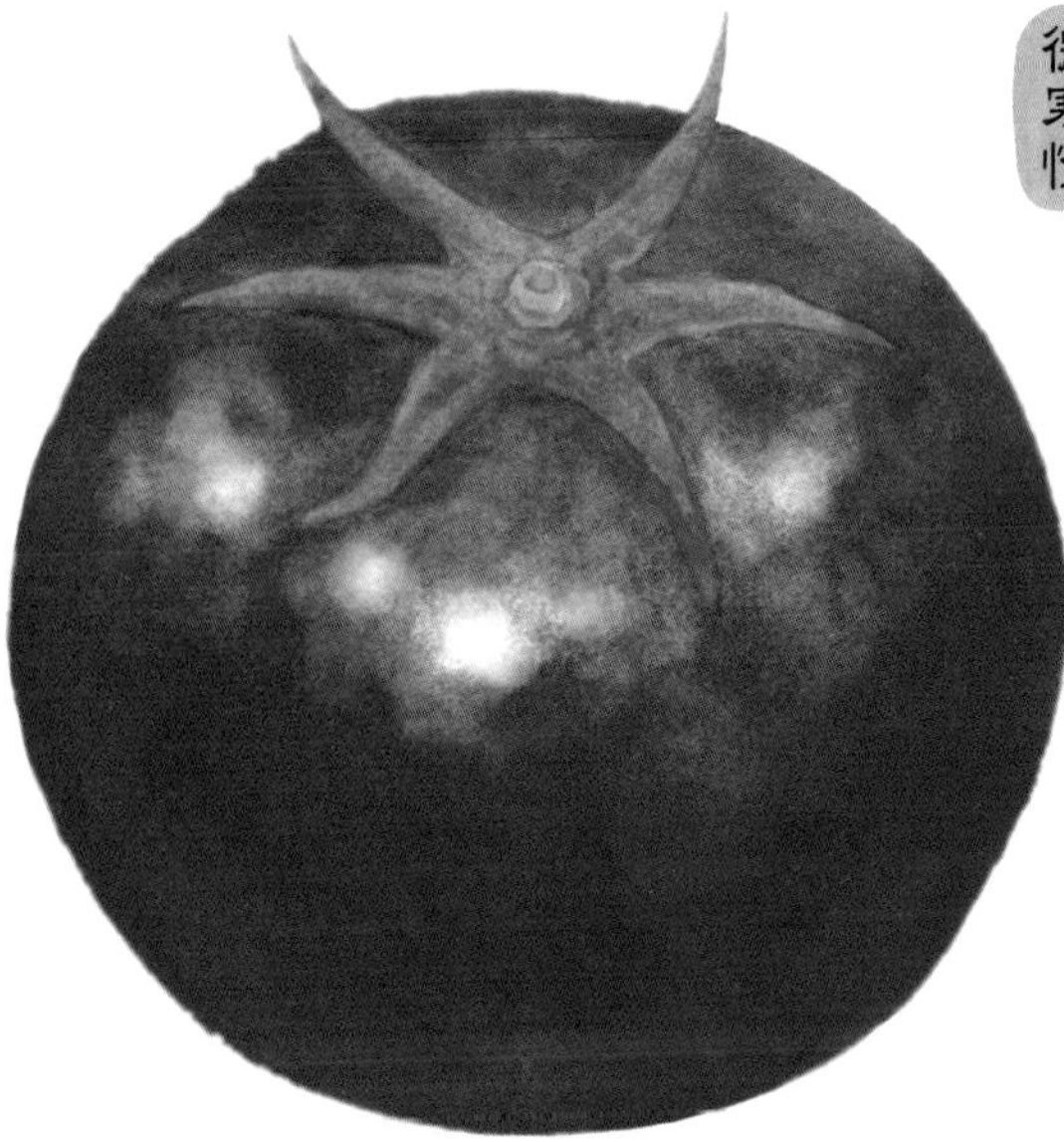

【効能】

⊙余分な熱を取り去る。
⊙体に必要な水分を補う。
⊙喉・口の渇きを改善。
⊙胃の働きを高める。
⊙胃痛、消化不良の改善。
⊙高血圧を改善する。

【栄養】

赤い色素はリコピンという抗酸化成分で、血流をよくし、体内のサビである活性酸素を除去して生活習慣病の予防に働く。また、花粉症などのアレルギーの改善などの報告もある。

調理のコツ

トマトのリコピンは油に溶ける成分なので、オイルを使った料理にすると吸収がアップする。また、生食より加熱したほうが16倍も吸収されやすくなるという報告もある。

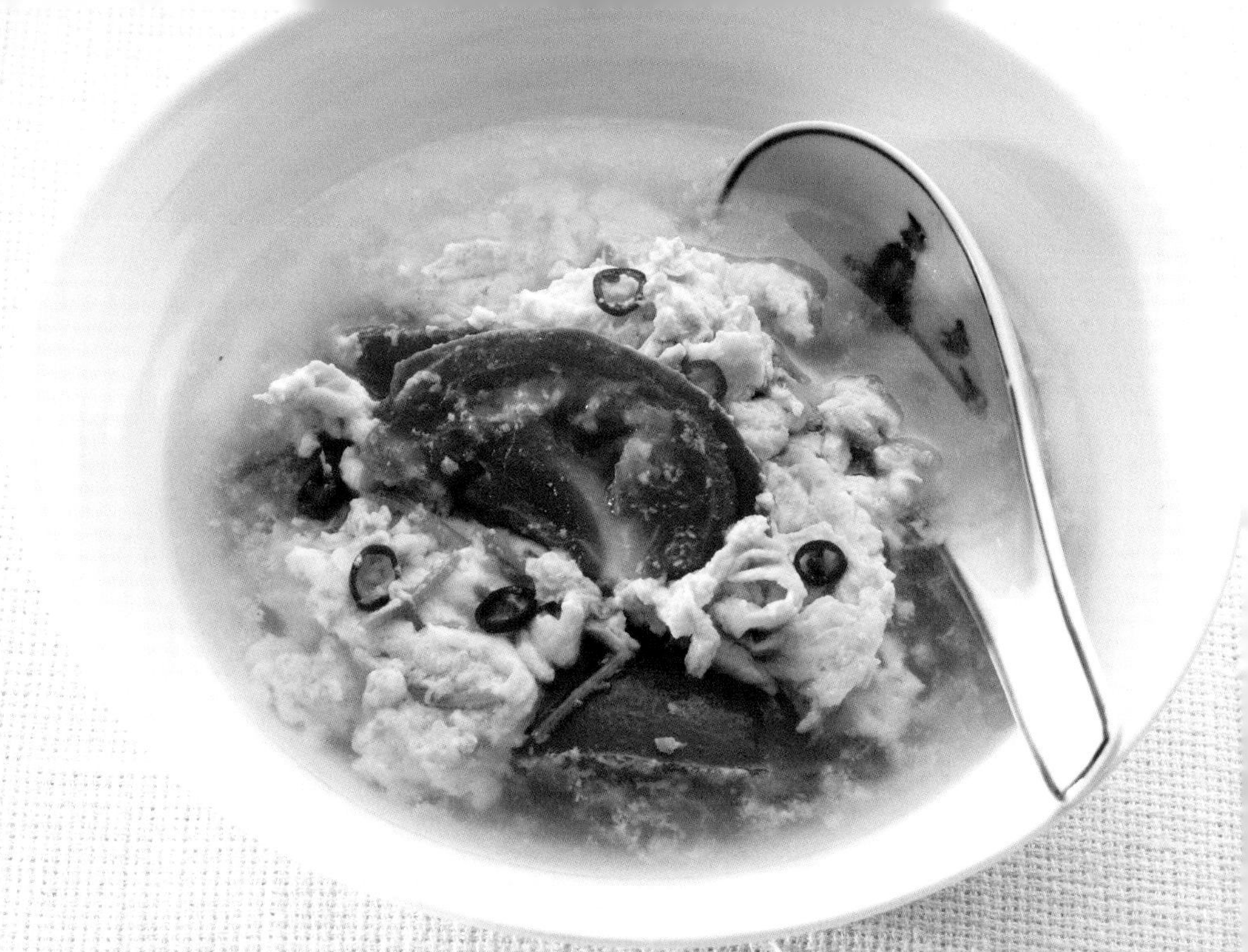

補・捨タイプ 夏の冷え、胃腸の不調があるとき

トマトの卵炒めスープ

材料（2人分）

トマト …… 2個
パクチー …… 1株
しょうが …… 1片
卵 …… 2個
A 水 …… 400㎖
　ナンプラー …… 小さじ2
　唐辛子（輪切り）…… 小さじ1/2
ごま油 …… 大さじ1

作り方

1 トマトは8等分のくし形切り、パクチーは根と根元の茎は細かく刻み、葉はざく切りにする。しょうがはみじん切りにする。

2 鍋にごま油半量を熱し、1（パクチーの葉以外）を入れてさっと炒め、強火にして残りのごま油、溶き卵を回し入れ、手早く炒め合わせる。

3 Aを加えて煮立て、弱火にして1分ほど煮る。火を止めてパクチーの葉を混ぜる。

食材・組み合わせ

唐辛子（大熱、辛）は体を温める作用が強く、寒さによる悪影響（風邪、腹痛、胃痛など）を取り去る。食欲不振・消化不良を改善するが、食べすぎると胃を荒らすので注意する。

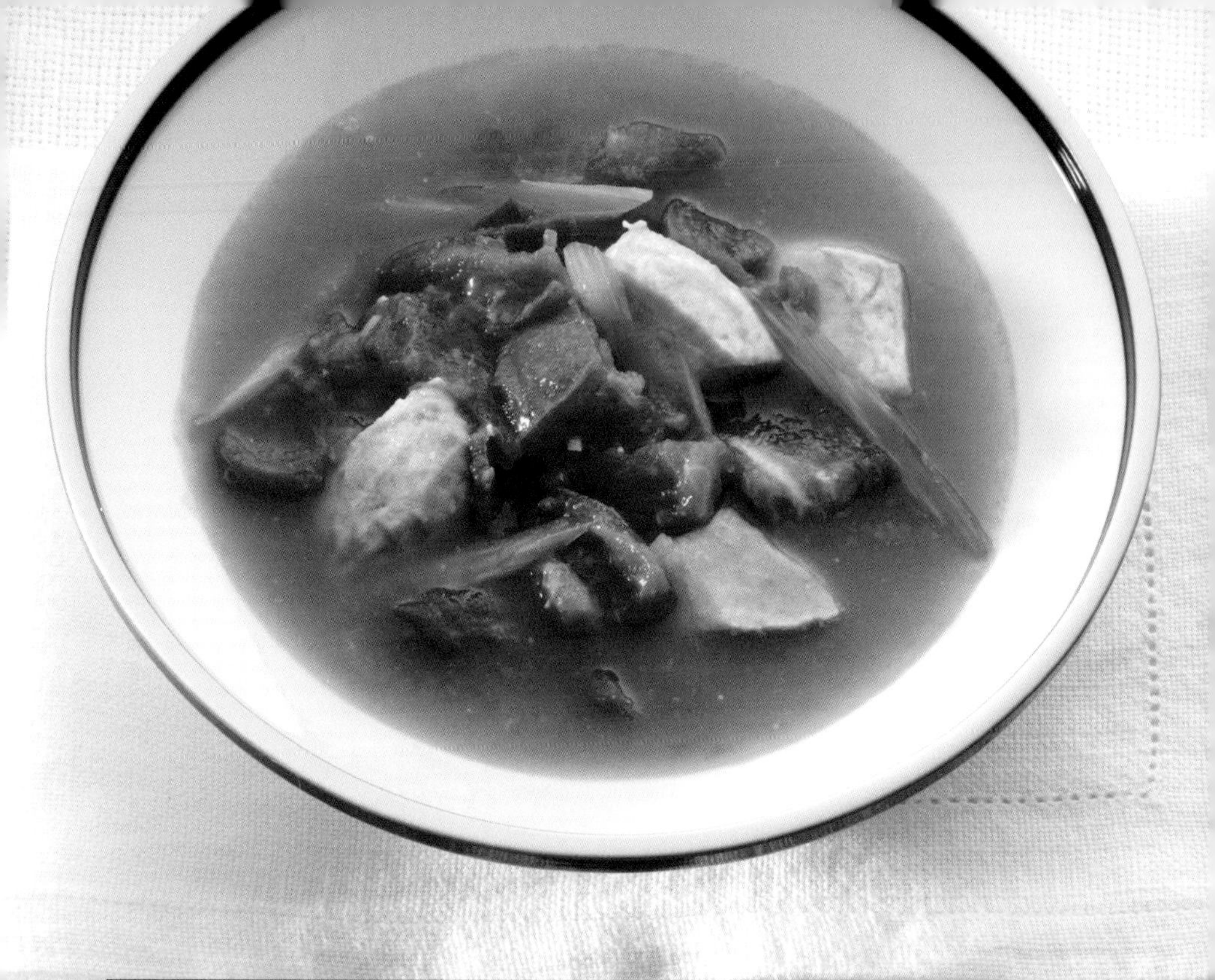

補・捨・流タイプ ゆううつで、胃もたれがするとき

トマトとかじきまぐろのスープ

材料（2人分）

トマト …… 大1個
かじきまぐろ …… 100g
セロリ …… 40g
にんにく …… 1/2片
A｜水 …… 100mℓ
　｜塩 …… 小さじ1/4強
オリーブ油 …… 大さじ1

作り方

1 トマトは小さめの乱切り、かじきはひと口大に切り、セロリは斜め薄切りに、にんにくはみじん切りにする。

2 鍋にオリーブ油、1を入れて中火にかけ、さっと炒めてAを加え、煮立てる。

3 弱火にして5分ほど煮る。

食材・組み合わせ

かじきまぐろ（温、甘）は、気の巡りをよくし、ストレスなどで気がふさいだ状態を改善する。トマトと組み合わせることで、冷やす作用をおだやかにする効果も。

捨・流タイプ 胃もたれ、頭痛、不眠を改善したいとき

濃厚トマトスープ

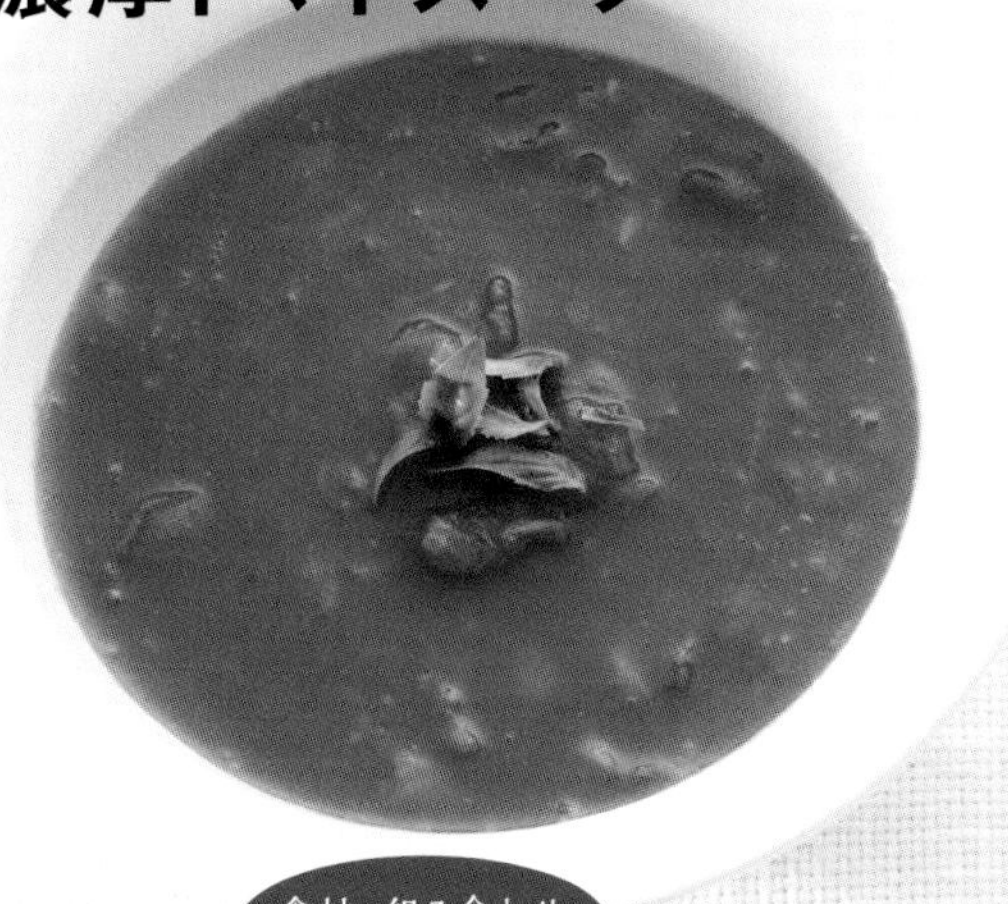

材料（2人分）

トマト …… 2個

玉ねぎ …… 1/6個

A | 水、トマトジュース …… 各100mℓ
  | 塩 …… 小さじ1/4

オリーブ油 …… 大さじ1

バジル …… 適量

作り方

1 トマトは薄めのくし形切り、玉ねぎはみじん切りにする。

2 鍋にオリーブ油、1を入れて中火で炒め、トマトの形がなくなったらAを加えて煮立て、弱火にして蓋をし、5分ほど煮る。器に盛り、バジルをのせる。

食材・組み合わせ

バジル（温、辛）は血の巡りをよくし、胃もたれ、頭痛や不眠、更年期障害を改善する。

補・捨タイプ むくみ、便秘を改善したいとき

あっさりトマトスープ

材料（2人分）

トマト …… 2個

オクラ …… 2本

A | 昆布だし …… 400mℓ
  | 塩 …… 小さじ1/4

作り方

1 トマトは8等分のくし形切り、オクラはゆでて輪切りにする。

2 鍋にA、トマトを入れて煮立て、弱火で2分ほど煮て、オクラを加えて火を止める。

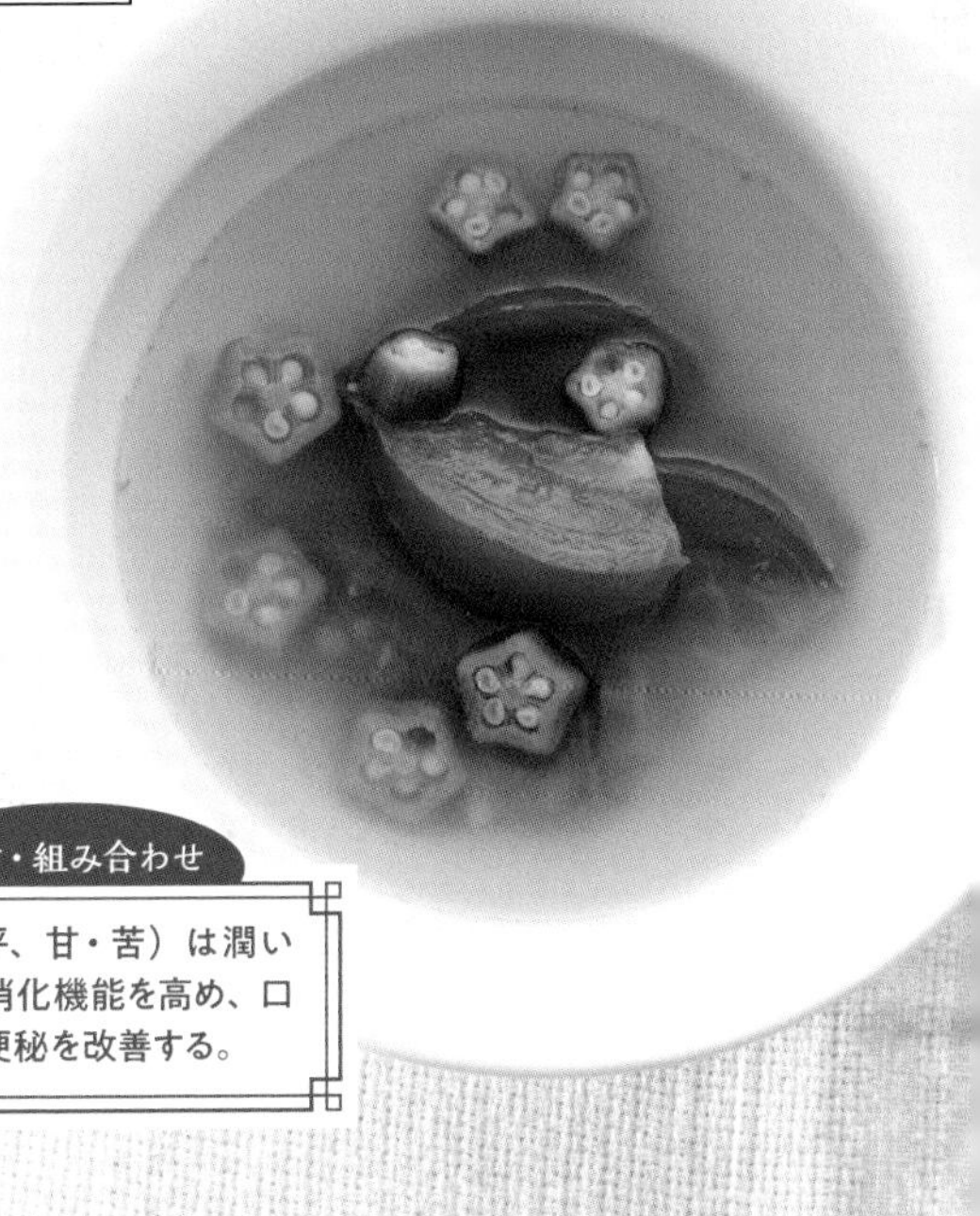

食材・組み合わせ

オクラ（平、甘・苦）は潤いを補い、消化機能を高め、口の渇きや便秘を改善する。

豆

大豆、小豆、黒豆とも解毒作用があり、気を補ったり、むくみ改善に働きます。

大豆　甘味　平性

小豆　甘味　酸味　平性

黒豆　甘味　平性

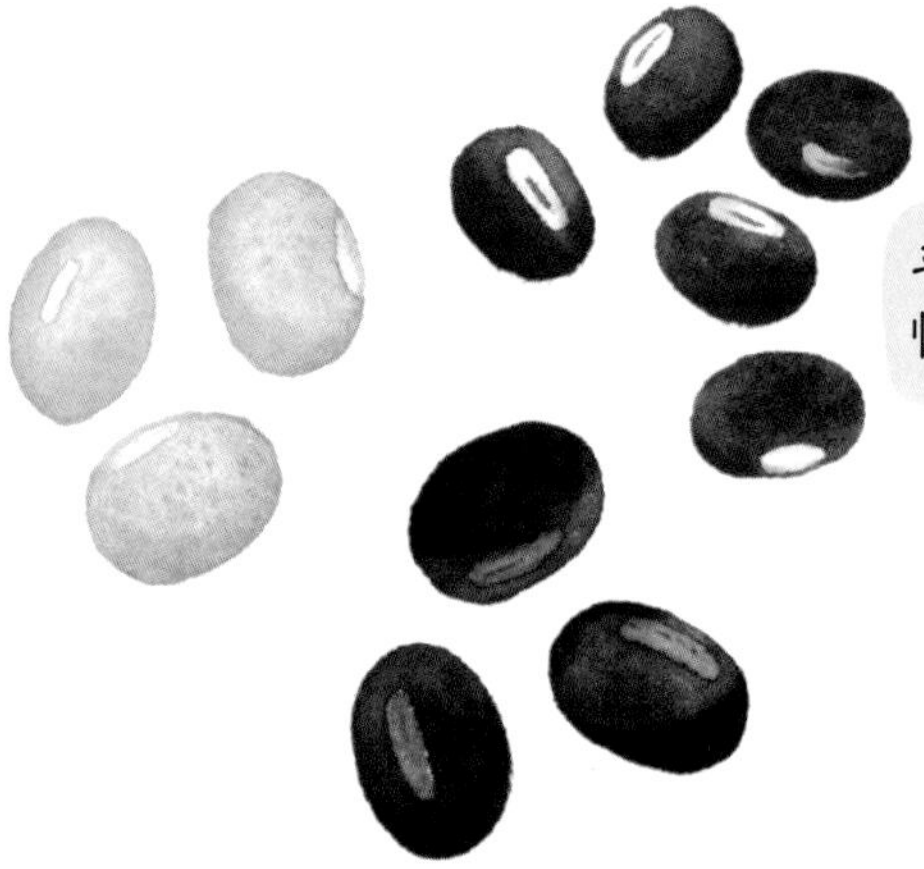

【効能】

⊙大豆
消化不良、疲労、便秘、無気力、いぼを改善。

⊙小豆
むくみ、にきび、重だるさを改善し、利尿作用で余分な水を取り去る。

⊙黒豆
むくみ、疲労を改善し、喉をすっきりさせる。

【栄養】
大豆、小豆、黒豆は、毒出しに役立つ食物繊維を豊富に含む。豆の食物繊維は不溶性食物繊維で、便量を増やし、腸のぜん動運動を促して便秘を改善する。

調理のコツ

乾燥豆は調理に時間がかかるので、蒸し豆、缶詰などを活用すると便利。とくに蒸し豆は、ゆで汁に栄養が溶け出さないので、豆の栄養を効率よく摂ることができる。

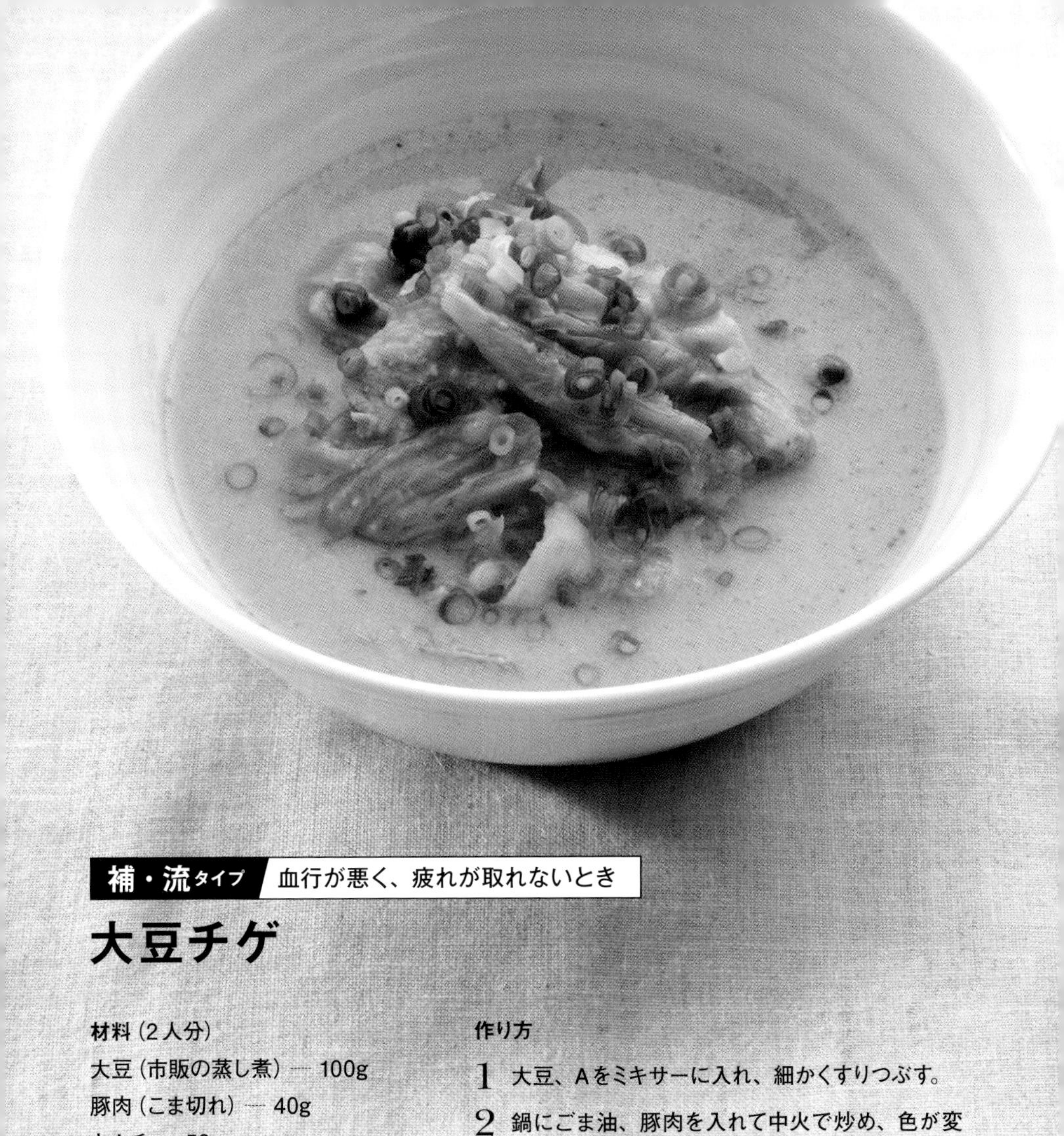

補・流タイプ　血行が悪く、疲れが取れないとき

大豆チゲ

材料（2人分）

大豆（市販の蒸し煮）…… 100g
豚肉（こま切れ）…… 40g
キムチ …… 50g
A｜水 …… 400mℓ
　｜みそ …… 大さじ1
ごま油 …… 小さじ2
小ねぎ …… 適量

作り方

1 大豆、Aをミキサーに入れ、細かくすりつぶす。

2 鍋にごま油、豚肉を入れて中火で炒め、色が変わったらキムチを加えて炒め合わせる。

3 2に1を加えて煮立て、弱火にして5分ほど煮る。器に盛り、刻んだ小ねぎをちらす。

食材・組み合わせ

みそ（温、甘•鹹）は解毒作用のある調味料で、血の巡りをよくして気を補い、お腹の冷えや二日酔いを改善する。大豆と組み合わせることで疲労回復に役立つ。

補・捨・調タイプ　体が重く、だるいとき

小豆と玄米のスープ

材料（2人分）

小豆（水煮缶）…… 1缶（100g）
玄米ごはん …… 120g
A｜水 …… 500mℓ
　｜昆布（10×10cm）…… 1枚
塩 …… 小さじ1/4強

※玄米ごはんはレトルトパックなどでよい。

作り方

1　Aを鍋に入れて1時間ほどおく。

2　1に小豆を加えて中火にかけ、煮立ったら弱火にして5分ほど煮る。

3　昆布を取り出して玄米ごはん、塩を加えてひと煮する。

食材・組み合わせ

玄米（平、甘）は米と同じ性質、効能（倦怠感・情緒不安定・耳鳴り・めまいを改善）をもつが、より効能が高い。ただし消化吸収が悪いので、おかゆやスープにするのがおすすめ。

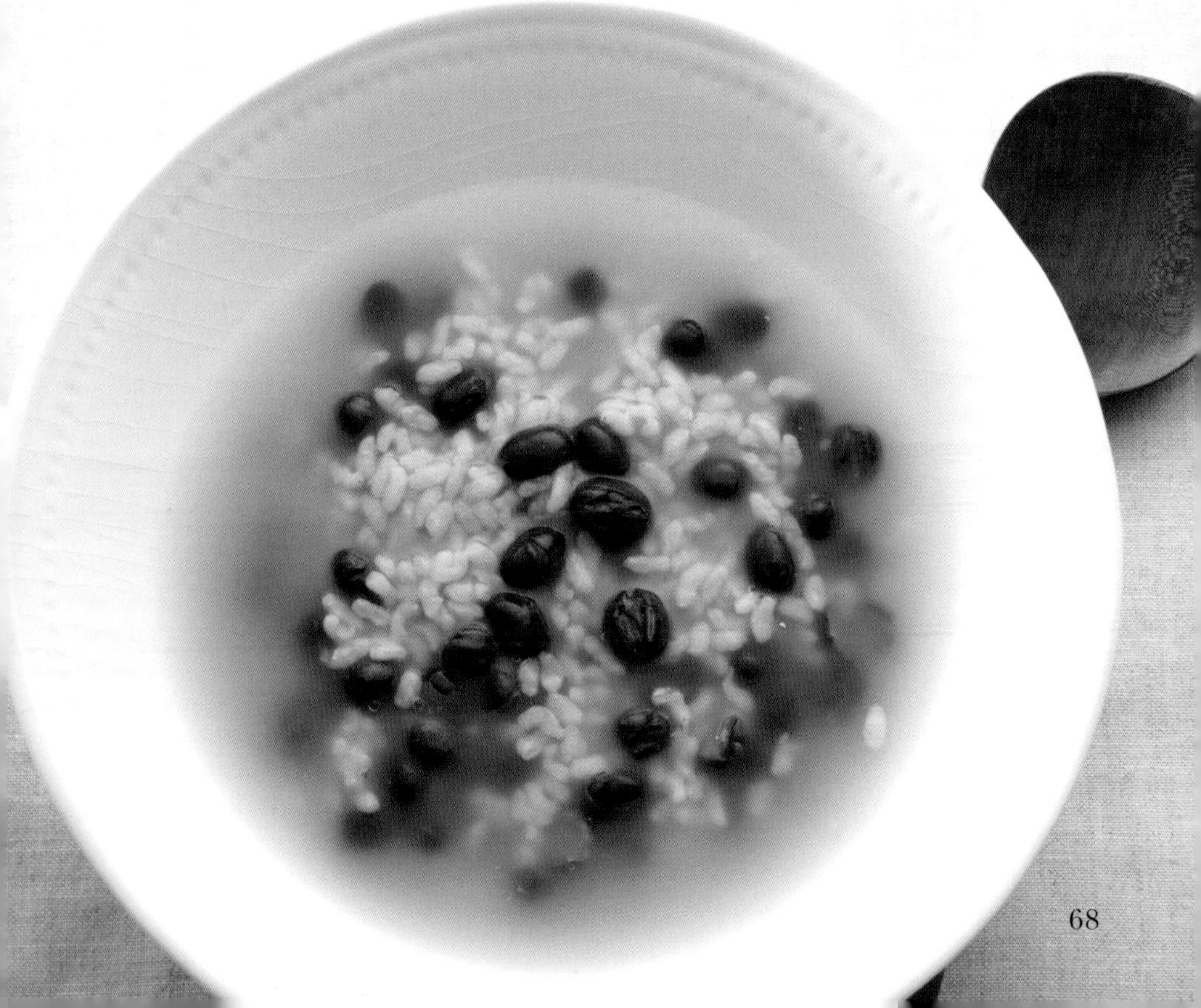

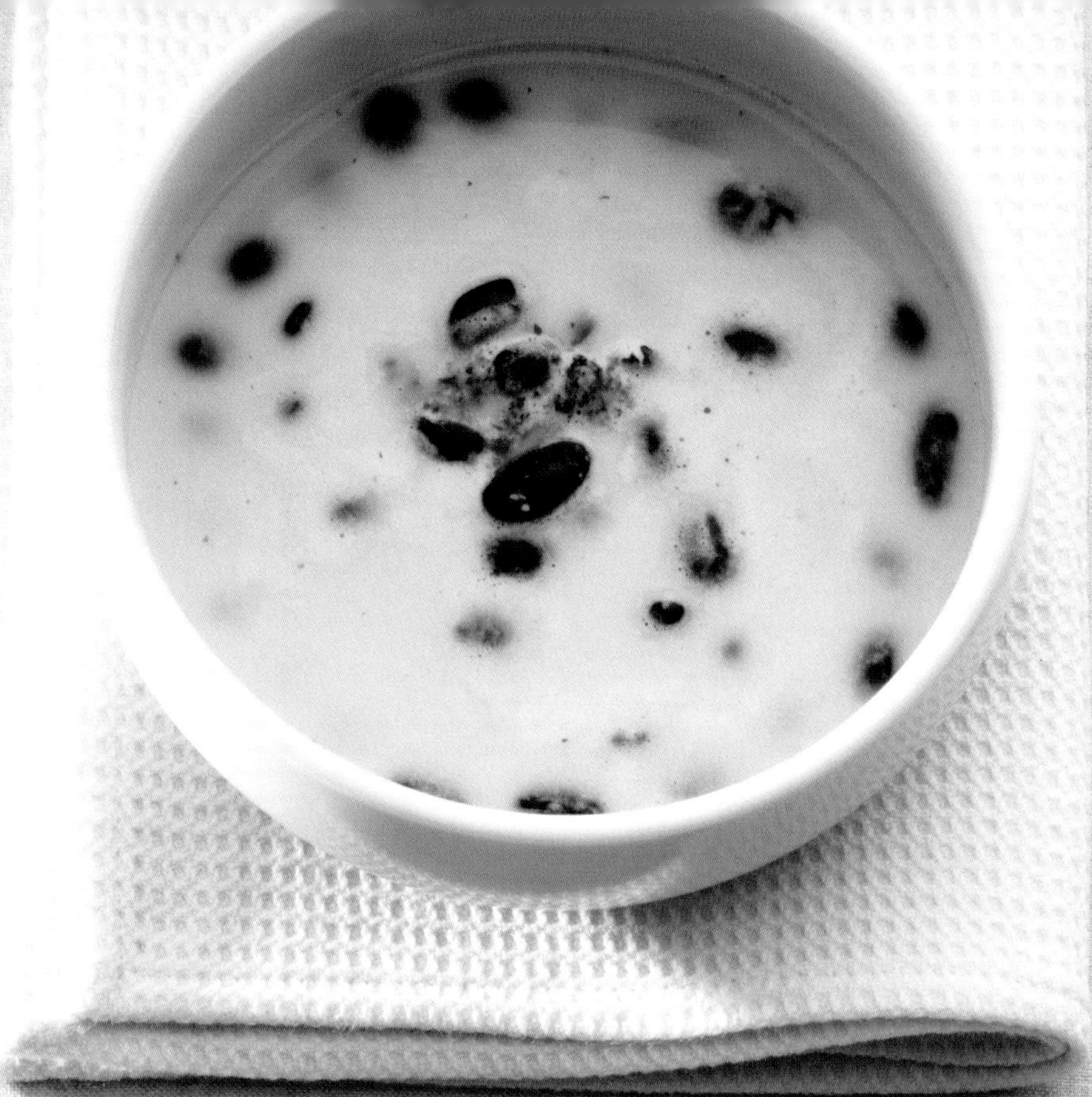

補・流タイプ 疲れが取れず、むくみがあるとき

黒豆と黒ごまのスープ

材料（2人分）

黒豆（蒸し豆）…… 100g
すり黒ごま …… 大さじ4
豆乳 …… 150mℓ
A｜だし …… 200mℓ
　｜塩 …… 小さじ1/4

作り方

1 鍋に黒豆、黒ごま、Aを入れて煮立て、弱火にして5分ほど煮る。

2 豆乳を加えて温める。

食材・組み合わせ

黒ごま（P52）は脳の働きを高める作用もあり、黒い食材は老化予防に役立つ。

そば

甘味
微寒性

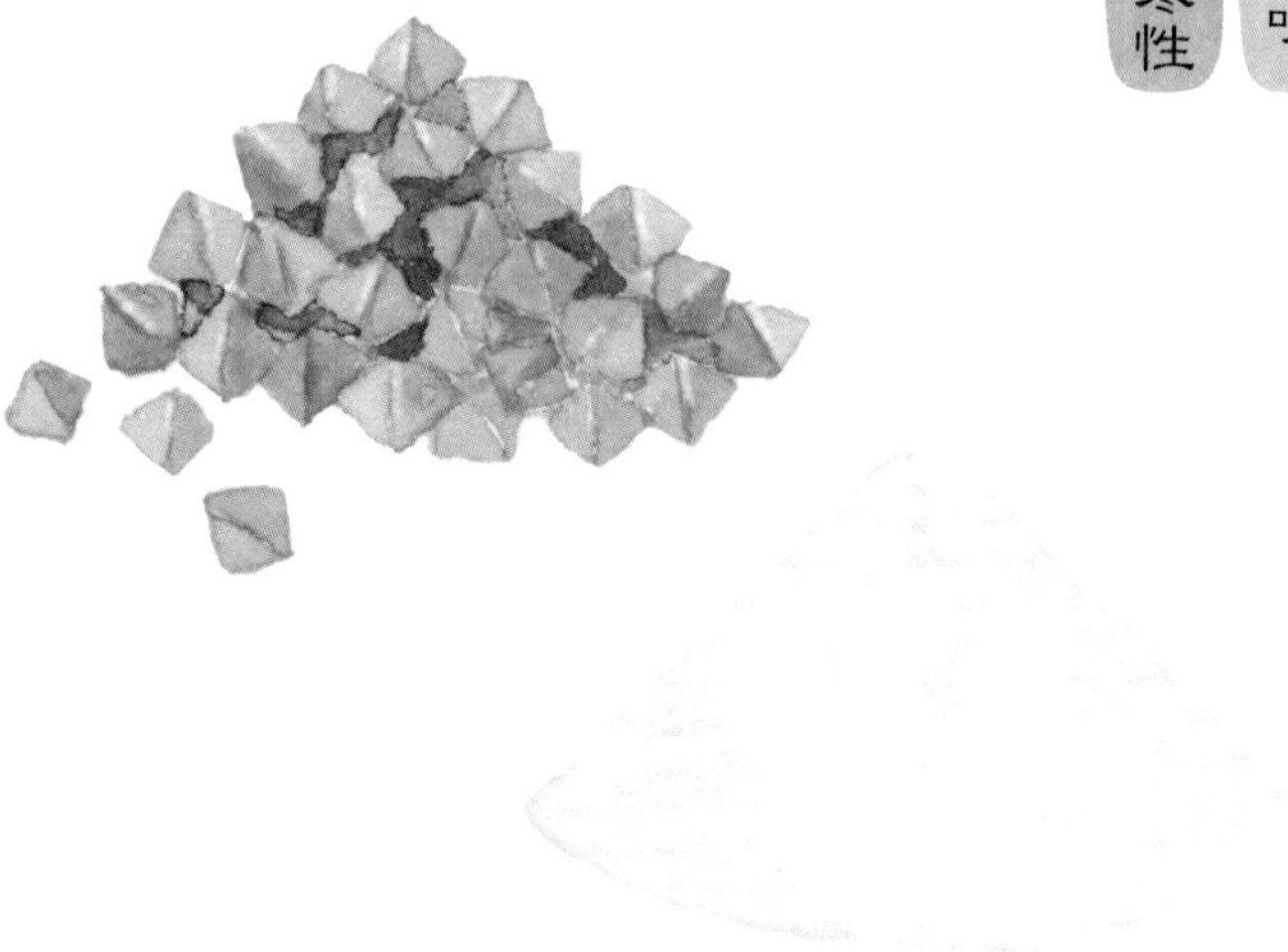

気の巡りを調え、熱を鎮め、胃腸にたまった食物の消化を助けます。

【効能】

⊙胃から逆上した気を下ろす。
⊙余分な熱を取り去る。
⊙胃腸の働きを整える。
⊙吐き気をおさめる。
⊙胃もたれをよくし、便秘を改善する。
⊙お腹の張り、げっぷの改善。

【栄養】

食物繊維が豊富に含まれ、水溶性食物繊維の割合が多いのが特徴。また、ルチンというポリフェノールが血管を強化して血行を改善し、高血圧の改善を助ける。

調理のコツ

そばの実は、そば米、抜き実とも呼ばれ、浸水なしで調理可能。煮る時間が短いとプチッと弾ける食感、長くすればトロッとなめらかな食感が楽しめる。

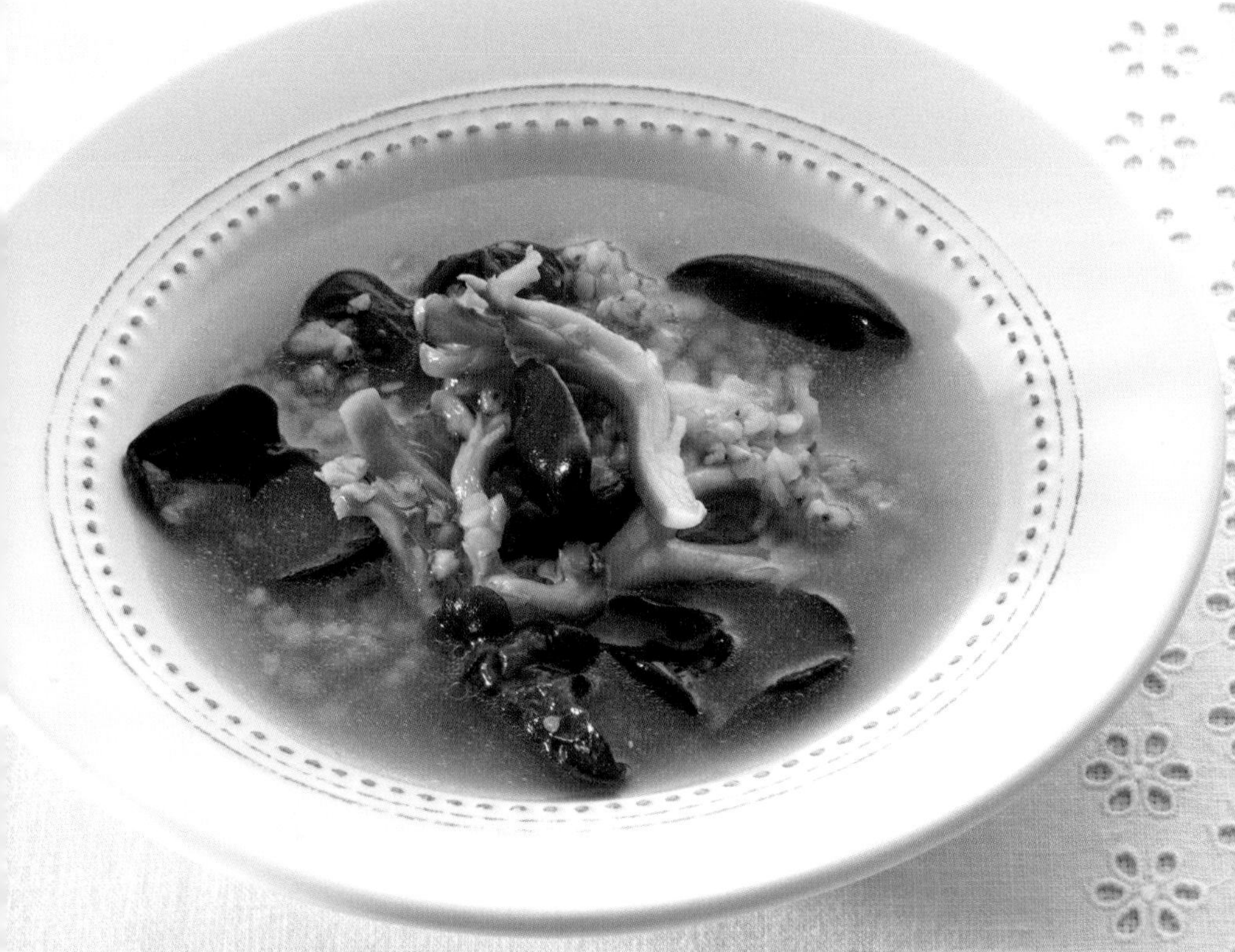

補・流タイプ　胃もたれ、便秘を改善したいとき

そばの実ときのこのスープ

材料（2人分）

そばの実 …… 50g
きくらげ …… 5g
まいたけ …… 50g
A｜だし …… 450mℓ
　｜塩 …… 小さじ1/4
　｜しょうゆ …… 小さじ1
ごま油 …… 小さじ2

作り方

1 きくらげは水につけて戻し、大きいものはちぎる。まいたけは食べやすくほぐす。

2 鍋にごま油、1を入れて中火でさっと炒める。

3 A、そばの実を加えて煮立て、弱火にして8分ほど煮る。

食材・組み合わせ

きくらげ（P42）が気を補い、そばの実が気の流れを調え、お腹をすっきりさせる。

捨・調タイプ 栄養不足で胃もたれがあるとき

そば粉のすいとん

材料（2人分）

そば粉 …… 100g
鶏もも肉 …… 80g
大根 …… 100g
長ねぎ …… 10cm
A｜水 …… 450mℓ
　｜塩 …… 小さじ1/4
　｜しょうゆ …… 小さじ1
柚子の皮 …… 適量

作り方

1 鶏肉は小さめのひと口大に切り、大根はいちょう切りに、長ねぎは2cm厚さの輪切りにし、Aと鍋に入れて煮立て、弱火にして7分ほど煮る。

2 そば粉をボウルに入れて熱湯200mℓを少しずつ加えて混ぜ、ポタッと落ちるくらいのかたさにし、スプーンでひと口大にすくいながら1の鍋に入れる。

3 すいとんが浮き上がってきたら火を止める。器に盛り、柚子の皮をのせる。

食材・組み合わせ

そばだけを食べすぎるとお腹が冷えるので、体を温める食材である鶏肉、ねぎ、しょうがを組み合わせ、そば、大根（P74）の冷ます作用をおだやかにするのが肝心。

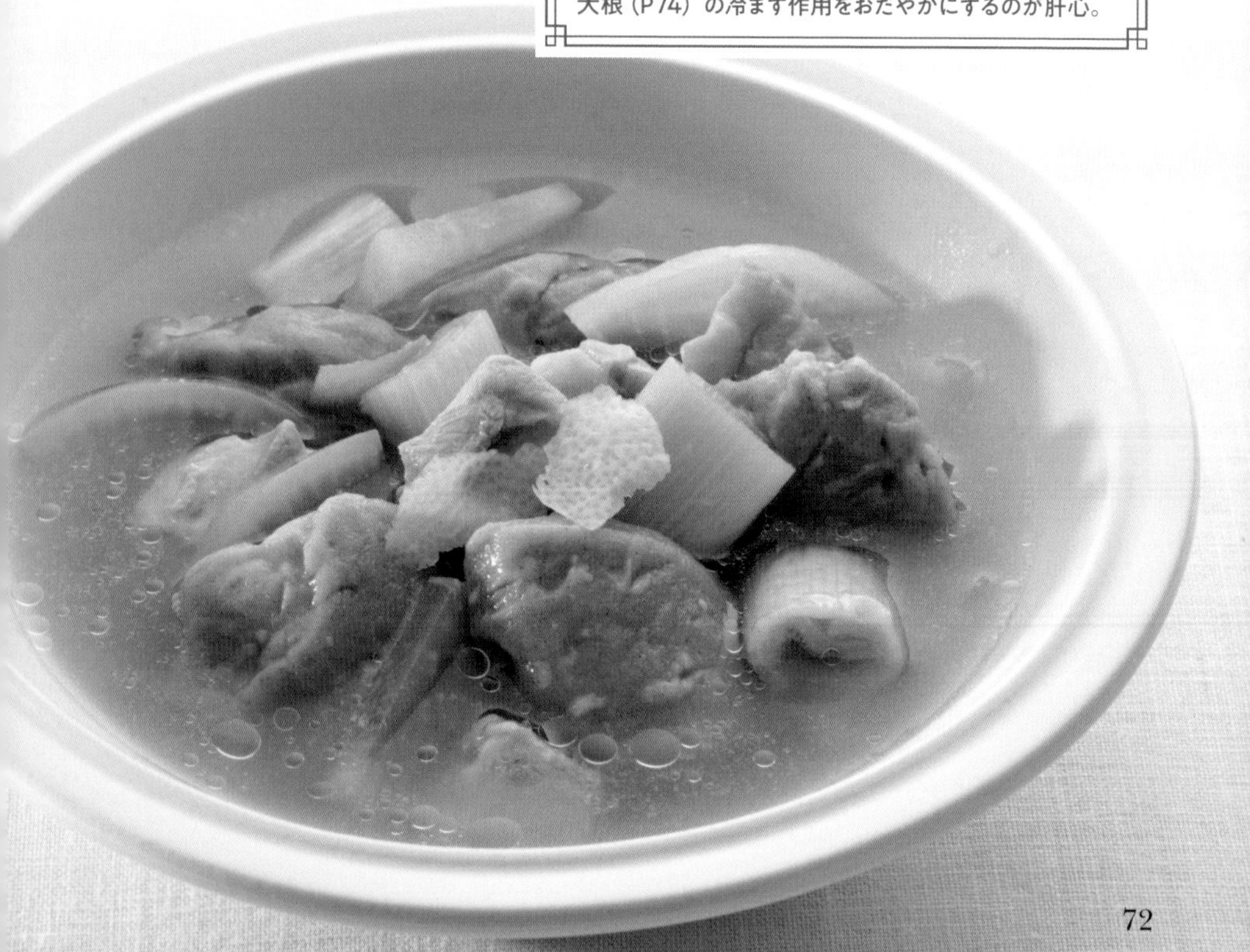

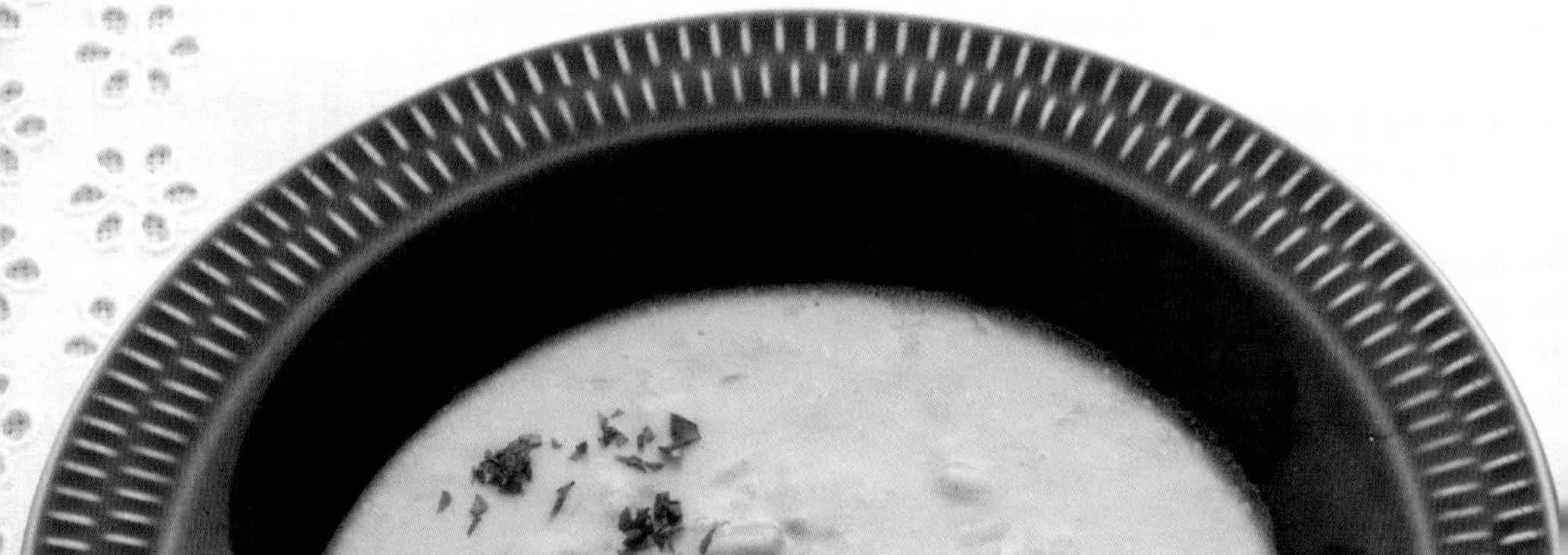

補・流タイプ　血行が悪く、胃の冷えを感じるとき

そば粉のチャウダー

材料（2人分）

そば粉 — 大さじ2
玉ねぎ — 1/2個
ベーコン — 2枚
オリーブ油 — 大さじ1/2
A| 水、豆乳 — 各150㎖
塩 — 小さじ1/4
パセリ — 適量

作り方

1 玉ねぎ、ベーコンは粗みじん切りにする。

2 鍋にオリーブ油、1を入れて中火でしっかり炒め、そば粉を加えてさらに炒める。

3 Aを混ぜ、3回くらいに分けて2に加え、その都度よくかき混ぜ、とろみがついたら塩を加える。器に盛り、刻んだパセリをちらす。

食材・組み合わせ

玉ねぎ（P56）は血の巡りをよくし、胃の調子を正常にするので、そばと組み合わせて食べることで胃腸の働きを高め、胃が冷えるのを防ぐ。

大根

余分な熱を取り去り、気の巡りを調えて胃腸を助けます。

辛味　甘味　涼性

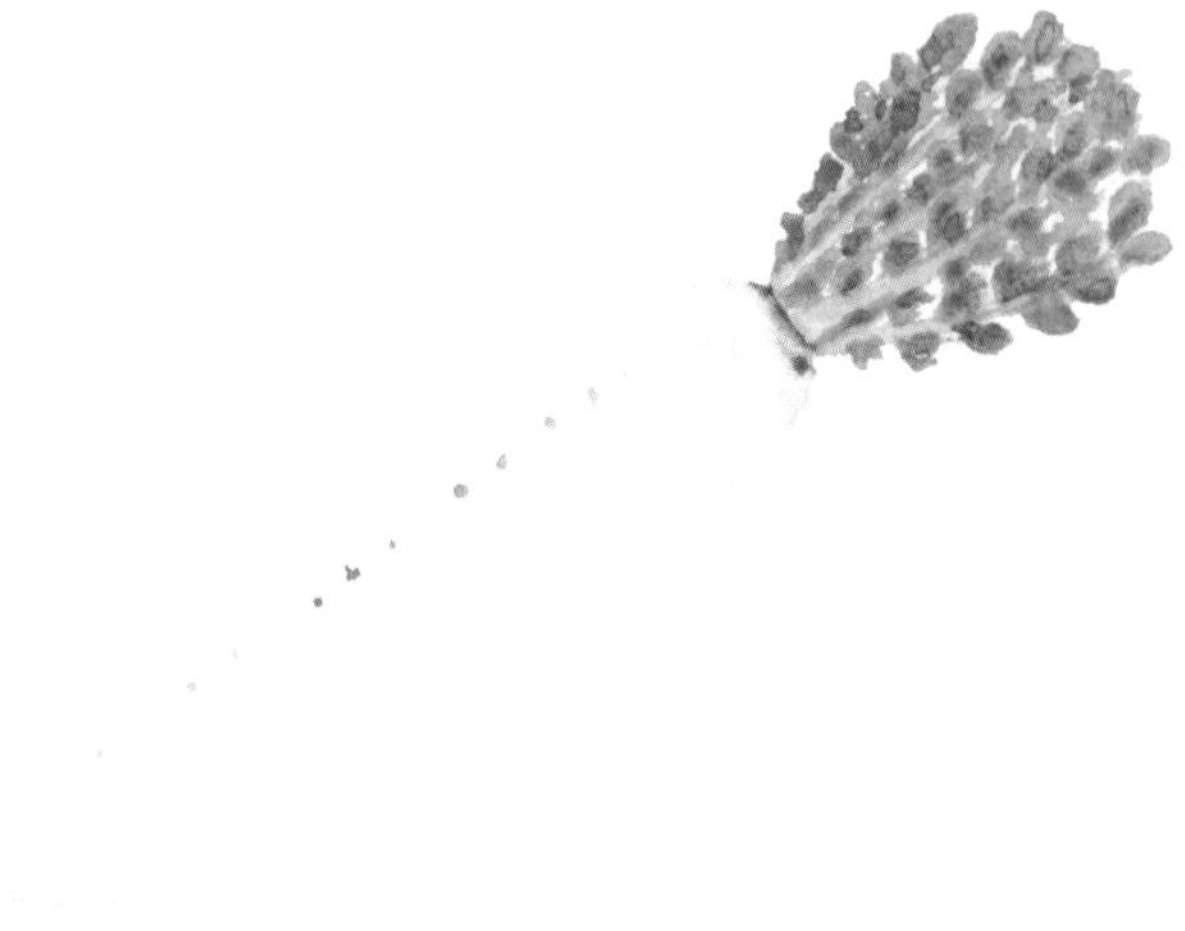

【効能】

⊙余分な熱を取り去る。
⊙肺や胃から逆上した気を下ろす。
⊙嘔吐、しゃっくりをおさめる。
⊙お腹の張り、胃もたれを改善する。
⊙消化不良を改善する。
⊙痰の多い咳を鎮める。

【栄養】

根にはタンパク質、脂質、糖質の分解酵素や、辛み成分のイソチオシアネートが含まれる。また、葉にはカリウム、カルシウム、鉄、βカロテン、ビタミンE、食物繊維が豊富。

調理のコツ

カット大根は、断面がきめ細やかで白いものが甘みが強い。また、すりおろすことで増える成分、イソチオシアネートは血液サラサラに働く抗酸化成分。加熱しすぎは禁物。

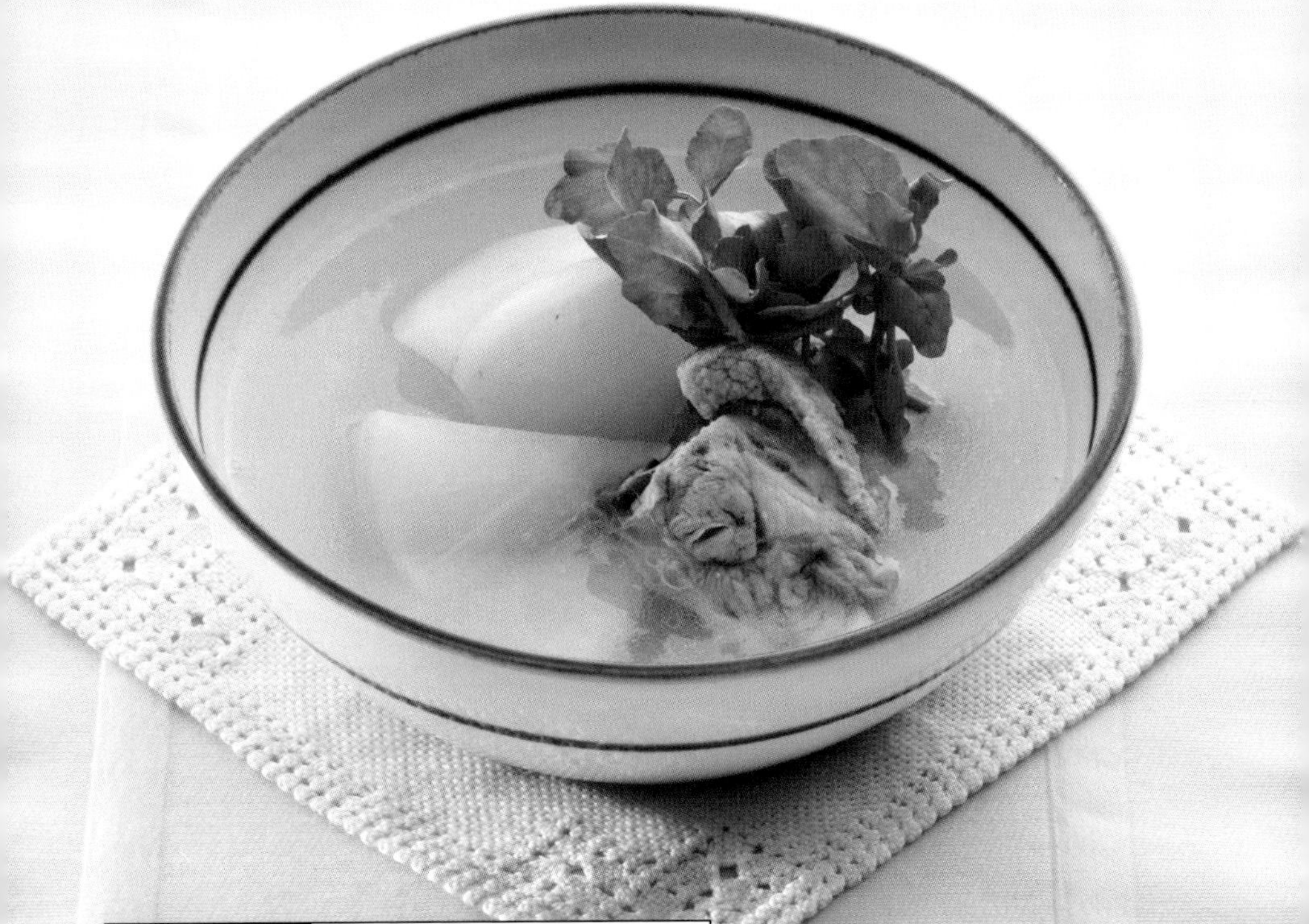

補・捨タイプ 咳、胃もたれが気になるとき

大根とスペアリブのスープ

材料（2人分）

大根 …… 150g
スペアリブ …… 小4個（約280g）
A｜にんにく …… 1片
　｜水 …… 500mℓ
　｜塩 …… 小さじ1/4
クレソン …… 適量

作り方

1 スペアリブはざるに入れて熱湯を回しかけ、鍋にA（にんにくはたたきつぶす）と入れて煮立て、弱火にして蓋をし、15分ほど煮る。

2 大根は大きめの乱切りにして1に加え、いったん煮立てて弱火にし、やわらかくなるまで煮る。

3 大根がやわらかくなったら火を止める。器に盛り、ちぎったクレソンをのせる。

食材・組み合わせ

クレソン（微寒、甘）は熱を取り去り、血の巡りをよくし、イライラや咳を改善する。スープの具、トッピングに活用したい食材のひとつ。

補・捨タイプ 消化不良、のぼせを感じるとき

大根と牛しゃぶの韓国風スープ

材料（2人分）

大根 …… 150g

牛肉（しゃぶしゃぶ用）…… 100g

長ねぎ …… 10cm

A
- 煮干しだし …… 400㎖
- 塩 …… 小さじ1/4
- おろしにんにく …… 小さじ1弱

しょうゆ …… 小さじ1/2

小ねぎ、糸唐辛子 …… 各適量

作り方

1 大根は薄いいちょう切り、長ねぎは小口切りにする。

2 鍋に大根、Aを入れて煮立て、大根がしんなりするまで煮る。

3 火を弱め、牛肉を1枚ずつ加えて火を通し、しょうゆを加える。器に盛り、刻んだ小ねぎ、糸唐辛子をちらす。

食材・組み合わせ

長ねぎ（温、辛）は、体の表面から病邪（ウイルスなど）が侵入するのを防ぐ。とくに冷えによる風邪、鼻づまりの改善に役立つ。牛肉とともに大根にプラスすると、冷やしすぎを防いでくれる。

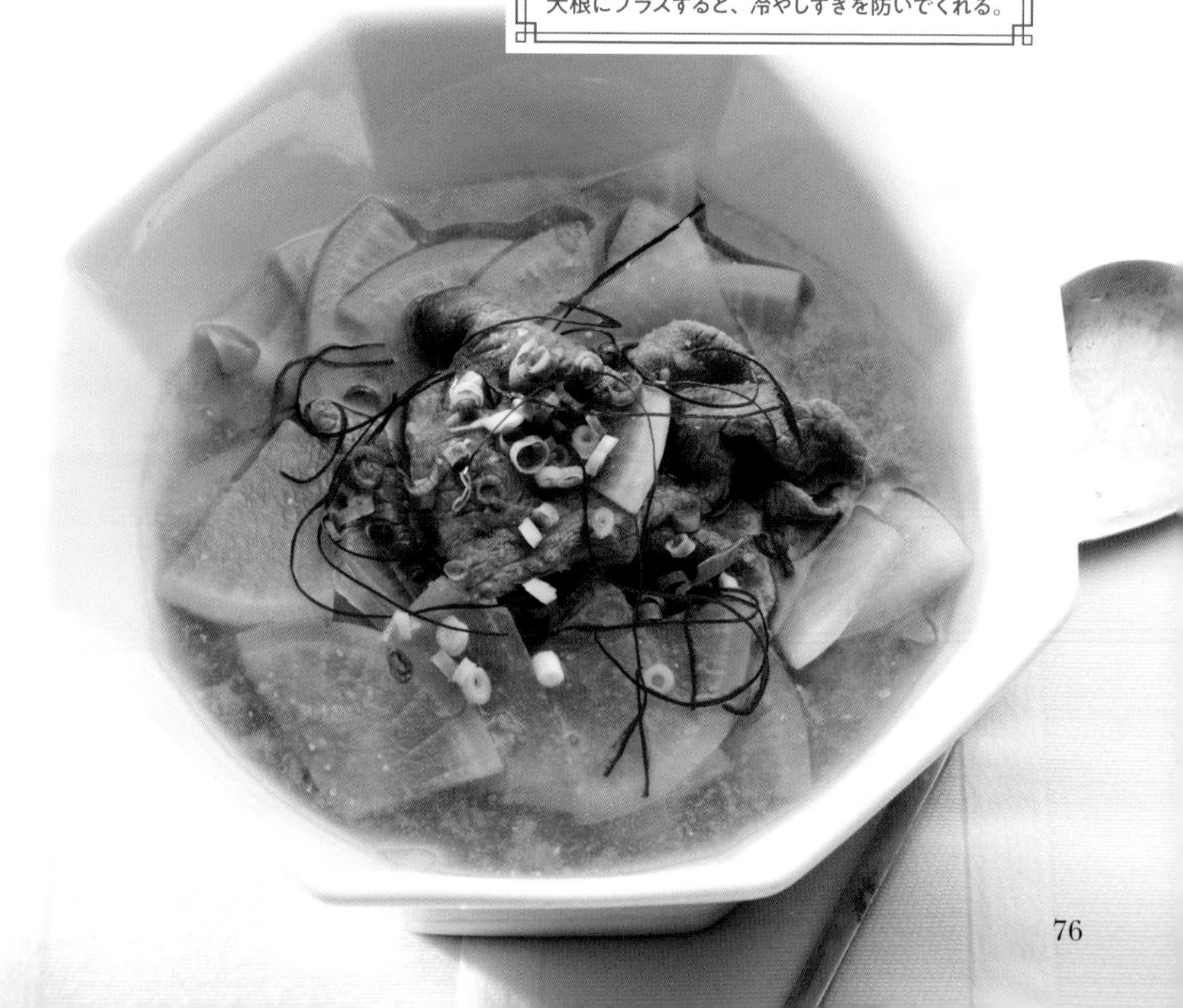

補・捨タイプ のぼせ、体力不足を感じるとき

豆腐のみぞれ汁

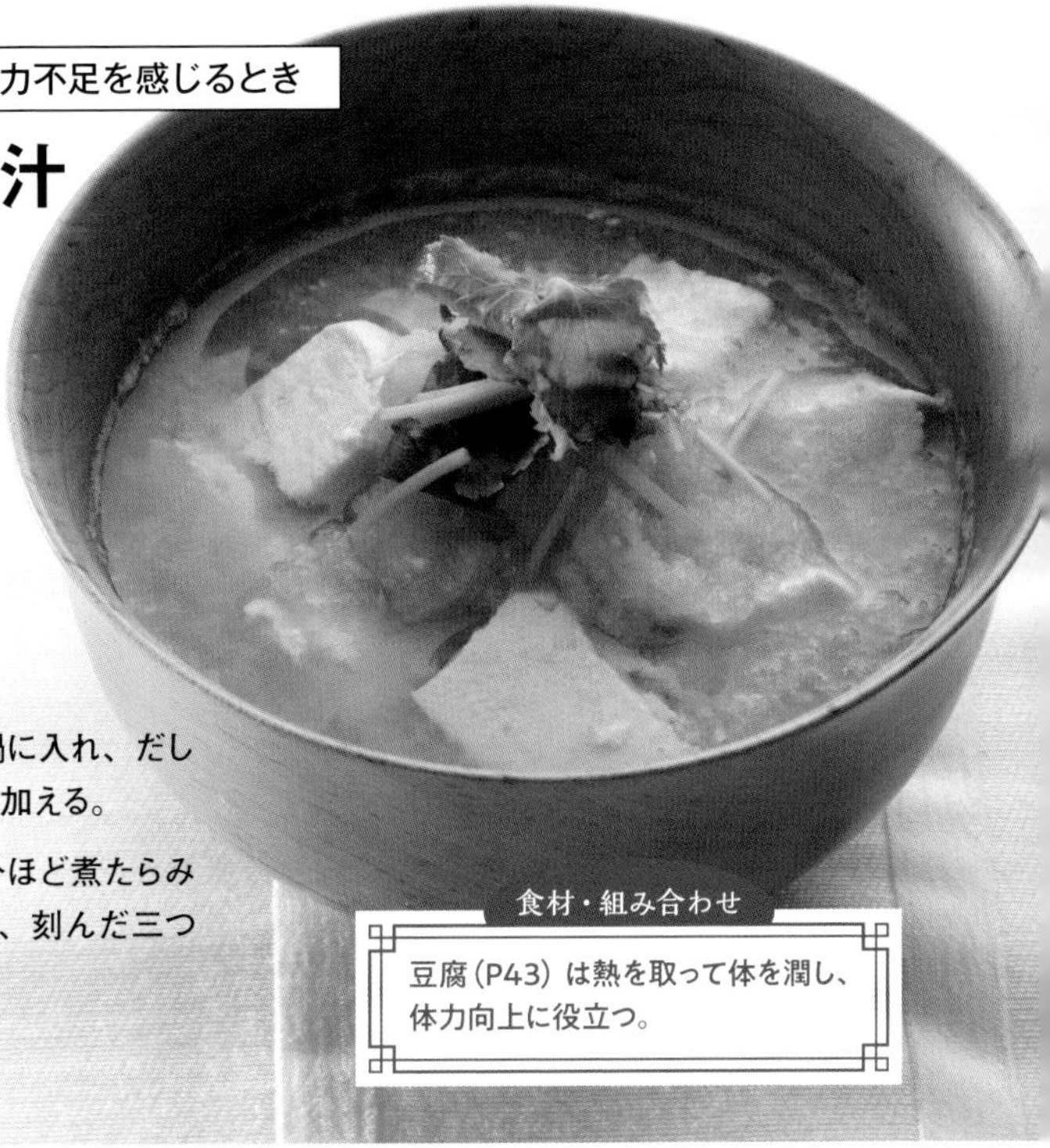

材料（2人分）

大根 …… 200g
木綿豆腐 …… 100g
だし …… 300mℓ
みそ …… 大さじ1
三つ葉 …… 適量

作り方

1 大根はすりおろして汁ごと鍋に入れ、だしを加え、豆腐を粗くくずして加える。

2 1を煮立てて弱火にし、1分ほど煮たらみそを溶き入れる。器に盛り、刻んだ三つ葉をのせる。

食材・組み合わせ

豆腐（P43）は熱を取って体を潤し、体力向上に役立つ。

補・捨・流タイプ 疲れが取れないと感じるとき

鮭缶のみぞれスープ

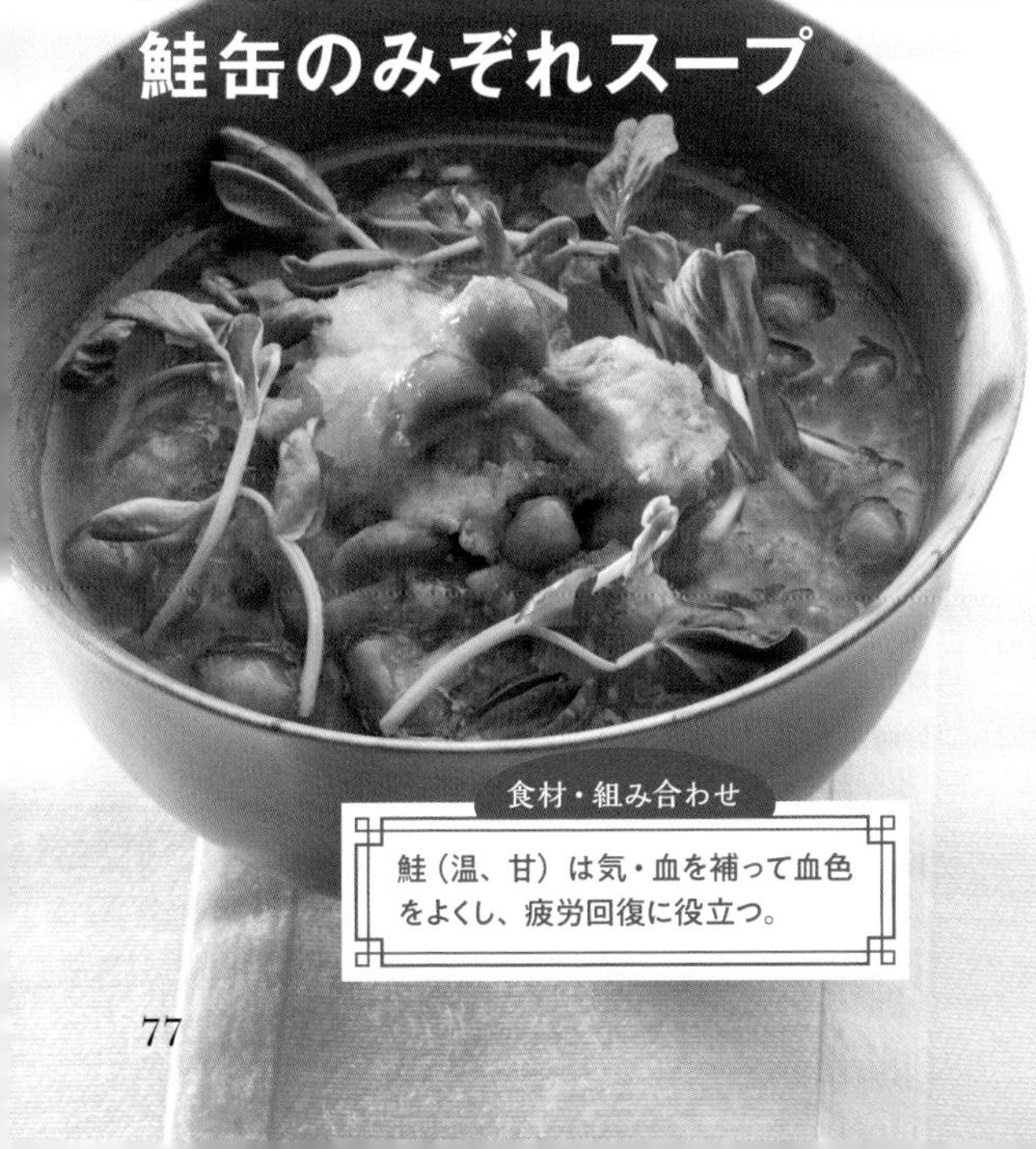

材料（2人分）

大根 …… 200g
鮭缶 …… 小1缶（90g）
なめこ …… 100g
A 水 …… 300mℓ
　しょうゆ …… 小さじ1と1/2
豆苗 …… 適量

作り方

1 大根はすりおろして汁ごと鍋に入れ、A、鮭缶（缶汁ごと）、なめこを加えて火にかける。

2 ひと煮立ちしたら火を止める。器に盛り、刻んだ豆苗をのせる。

食材・組み合わせ

鮭（温、甘）は気・血を補って血色をよくし、疲労回復に役立つ。

ごぼう

体内にこもった熱を取り去り、喉の炎症や便秘、ほてりを改善します。

辛味　苦味

微涼性

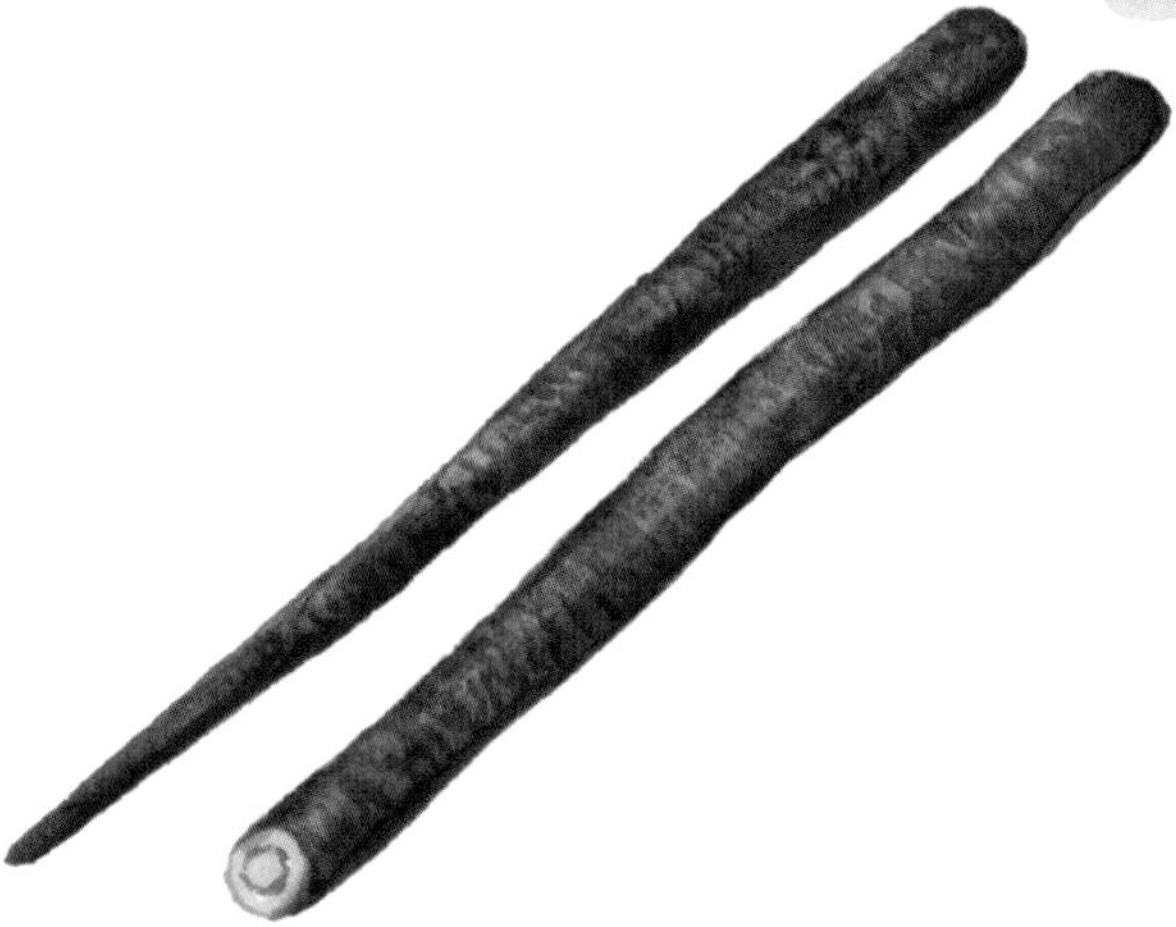

【効能】

- ⊙余分な熱を取り去る。
- ⊙熱を持ったできものを改善。
- ⊙ほてりを冷ます。
- ⊙免疫力の向上。
- ⊙喉の炎症を鎮める。
- ⊙便秘の改善。

【栄養】

食物繊維が豊富なごぼう。野菜としては珍しく、不溶性だけでなく水溶性も多く含む。水溶性食物繊維は腸内の善玉菌のエサになり、便をやわらかくして便通をスムーズにするのに役立つ。

調理のコツ

皮にはポリフェノールが豊富なので、泥を洗い流したらそのまま使うのがベスト。ポリフェノールのなかでもアルクチインという成分は、肝臓がんを抑制するという報告がある。

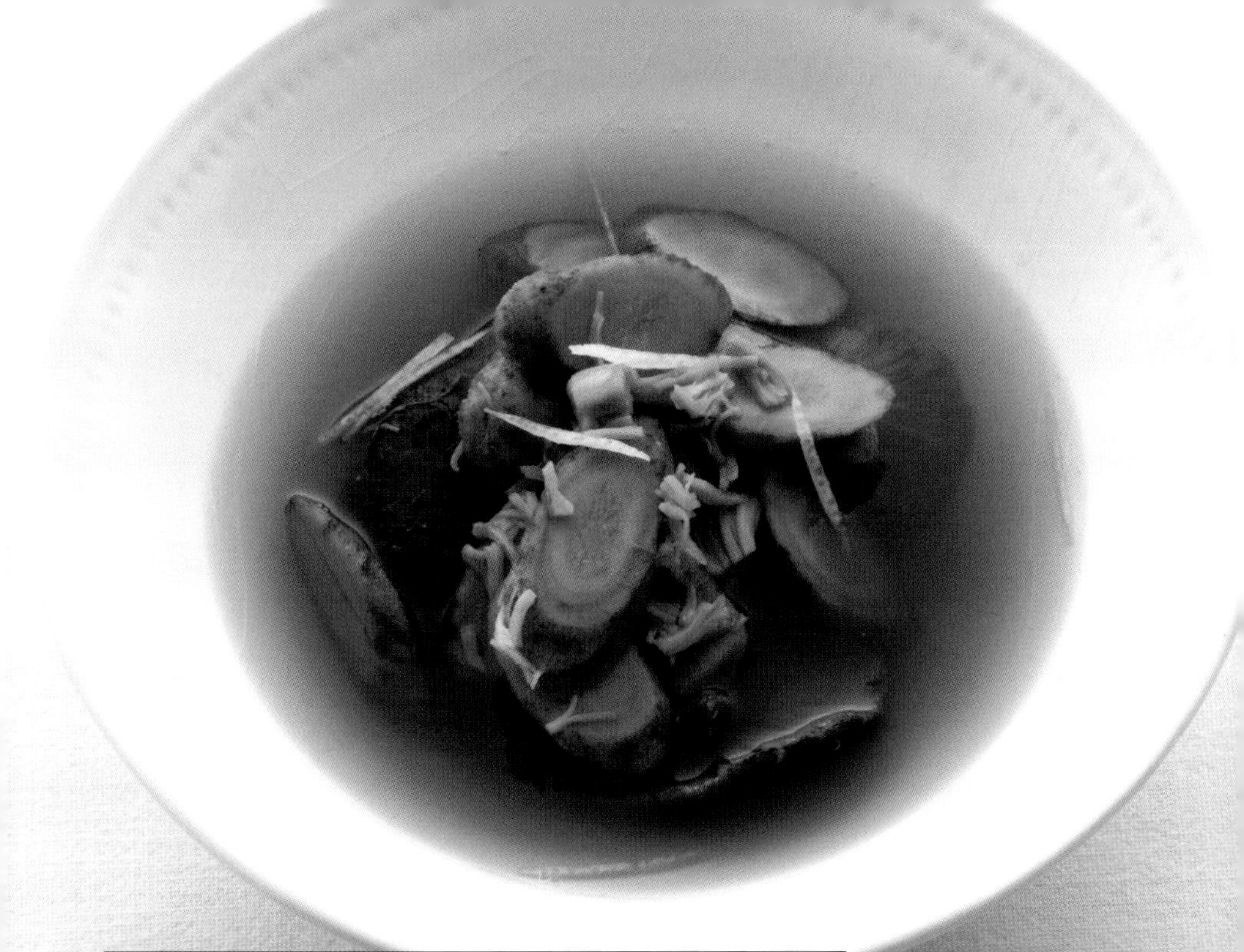

補・捨・調タイプ ほてりや炎症、便秘を改善したいとき

ごぼうと干ししいたけの滋味スープ

材料（2人分）

ごぼう …… 1/2本
干ししいたけ …… 6枚
ほたて缶(水煮) …… 1缶(70g)
A | 塩 …… ひとつまみ
　| しょうゆ …… 小さじ2
柚子の皮 …… 適量

作り方

1 しいたけは水につけ、ひと晩おいて戻し、軸を取る。戻し汁300mℓを取っておく。ごぼうは5㎜厚さくらいの斜め切りにする。

2 しいたけと戻し汁、ごぼう、水100mℓ、ほたて（缶汁ごと）を鍋に入れ、煮立てて弱火にし、蓋をして7分ほど煮る。

3 Aを加えて火を止める。器に盛り、せん切りにした柚子の皮をちらす。

食材・組み合わせ

ほたて（平、甘・鹹）は倦怠感や精神不安を緩和し、口の渇き、消化不良を改善する。ほたてのうまみ成分は、しいたけ、ごぼうの成分と違うので、合わさると相乗効果で味わいが深くなる。

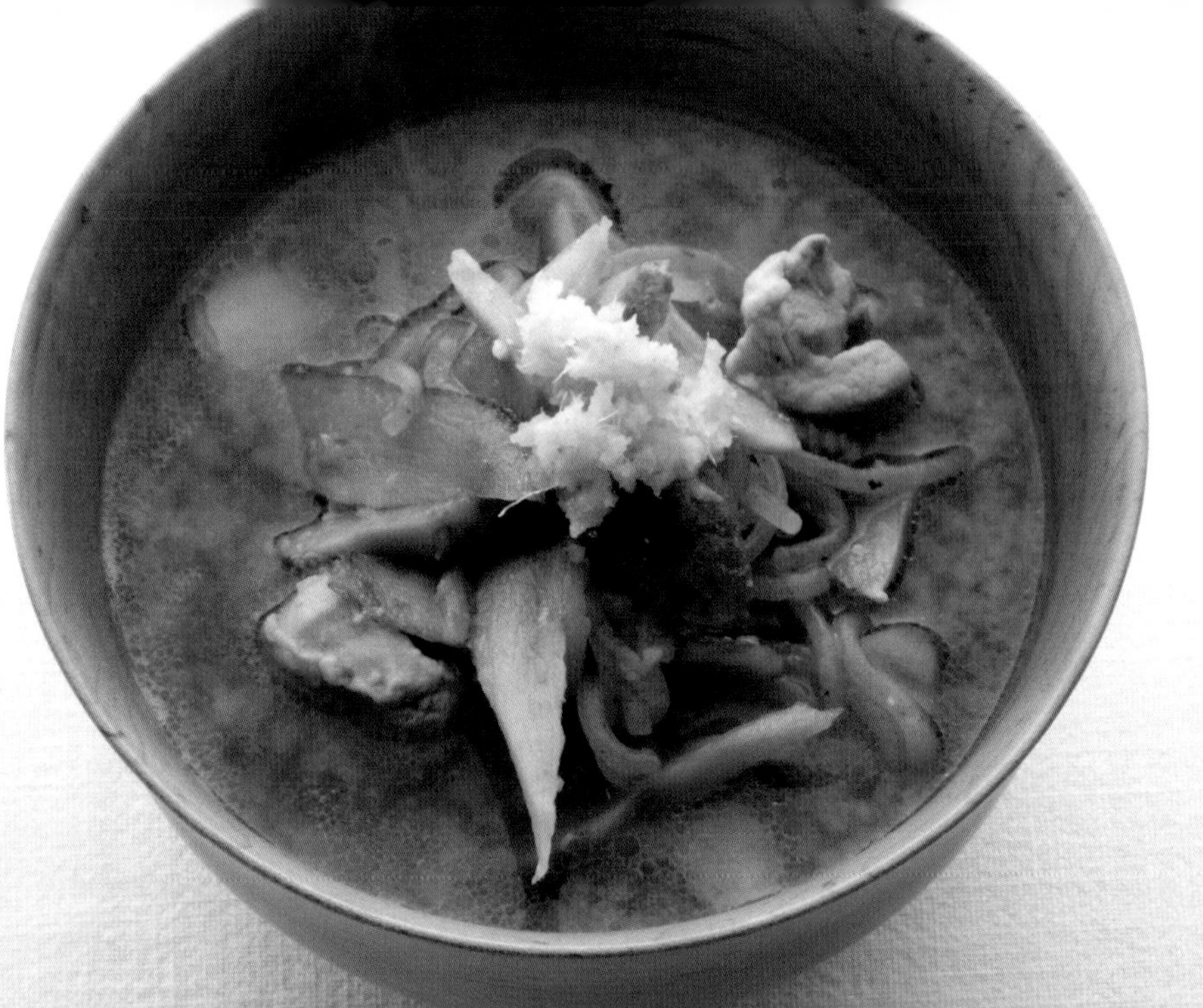

補・捨・調タイプ 便秘を改善したいとき

鶏ごぼうのみそ汁

材料（2人分）

ごぼう …… 1/2本
鶏もも肉 …… 120g
しらたき …… 100g
ごま油 …… 大さじ1
水 …… 450mℓ
みそ …… 大さじ1と1/2
おろししょうが …… 適量

作り方

1 ごぼうはささがき、鶏肉は小さめのそぎ切り、しらたきはざく切りにする。

2 鍋にごま油、1を入れて中火にかけ、肉に火が通るまでしっかり炒める。

3 水を加えて煮立て、弱火にして10分ほど煮たらみそを溶き入れる。器に盛り、しょうがをのせる。

食材・組み合わせ

しらたき（寒、辛・苦）は、はれもの、喉の渇きをいやし、解毒作用がある。また、腸を潤して便通をよくするので、ごぼうとの組み合わせは便秘改善に役立つ。

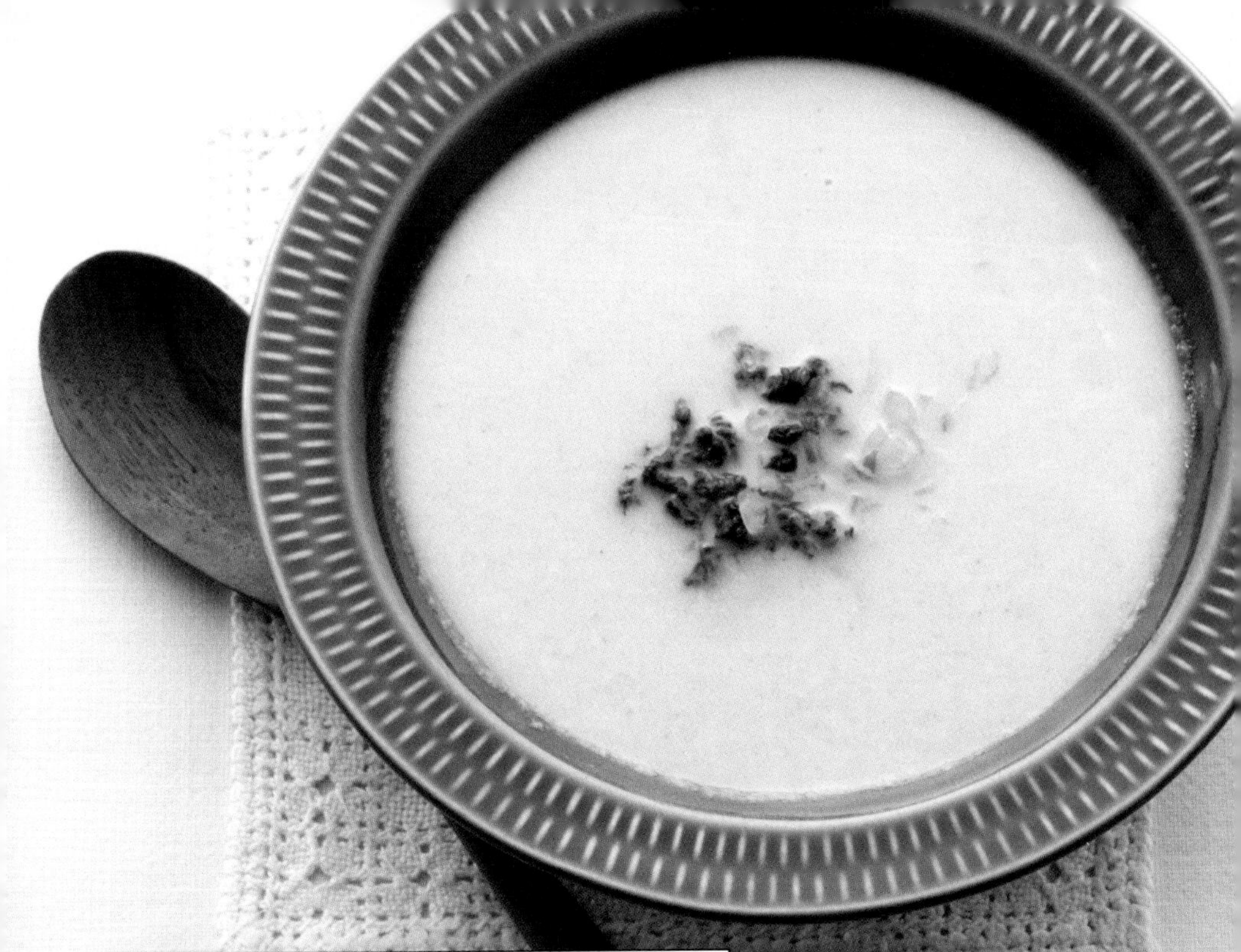

補・捨タイプ 消化不良、便秘を改善したいとき

ごぼうの豆乳ポタージュ

材料（2人分）

ごぼう …… 1/2本
かぶ …… 1個（100g）
かぶの葉 …… 適量
A ｜ だし …… 350mℓ
　｜ 塩 …… 小さじ1/4
豆乳 …… 100mℓ

作り方

1 ごぼうは薄い斜め切り、かぶは薄い半月切りにして鍋に入れ、Aを加えて煮立て、弱火にしてごぼうがやわらかくなるまで煮る。

2 かぶの葉はさっとゆでて細かく刻む。

3 1をミキサーにかけてなめらかにし、鍋に戻して豆乳を加え、温めて器に盛り、2をのせる。

食材・組み合わせ

かぶ（温、甘・苦・辛）は体を温めて気の巡りを調え、消化不良や便秘を改善する。ごぼうに加えることで冷やす作用をおだやかにし、消化吸収を促す。

にんじん

消化を助け、血や水を補って体に潤いを与えます。

甘味
平性

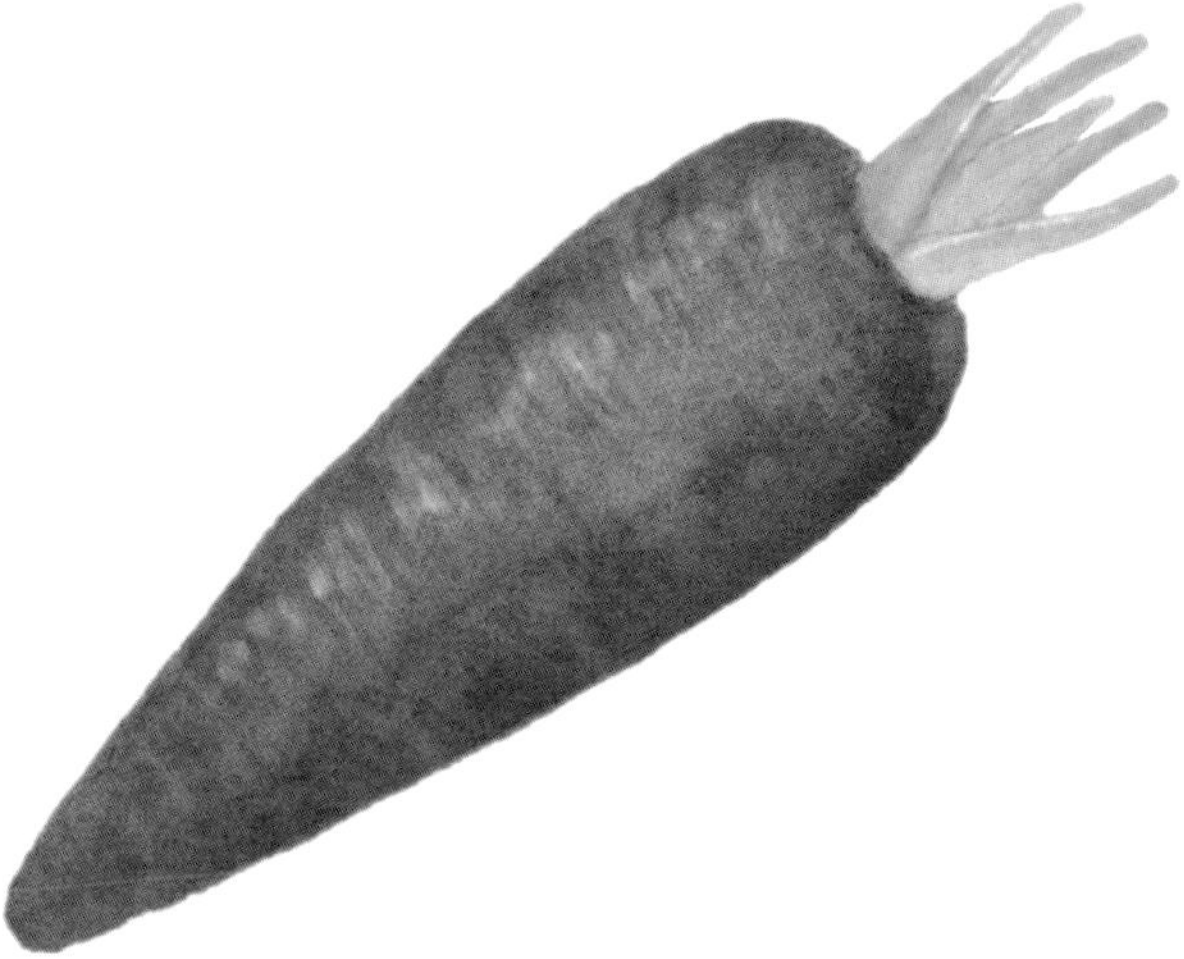

【効能】

⊙血、水を補う。
⊙ドライアイ、眼精疲労を改善する。
⊙粘膜に潤いを与える。
⊙胃腸の働きを整える。
⊙食欲不振、お腹の張りを改善。
⊙貧血を改善する。

【栄養】

抗酸化作用と免疫力増強に役立つ成分、βカロテンがとても豊富に含まれる。βカロテンは、体内でビタミンAとしても働くので、目、粘膜、皮膚の健康維持に重要な役割を持つ。

調理のコツ

βカロテンは油に溶けるビタミンで、にんじんを植物油と食べると吸収が2.7倍アップするという報告も。スープにする際も、炒めたり、仕上げに油をかけるのがおすすめ。

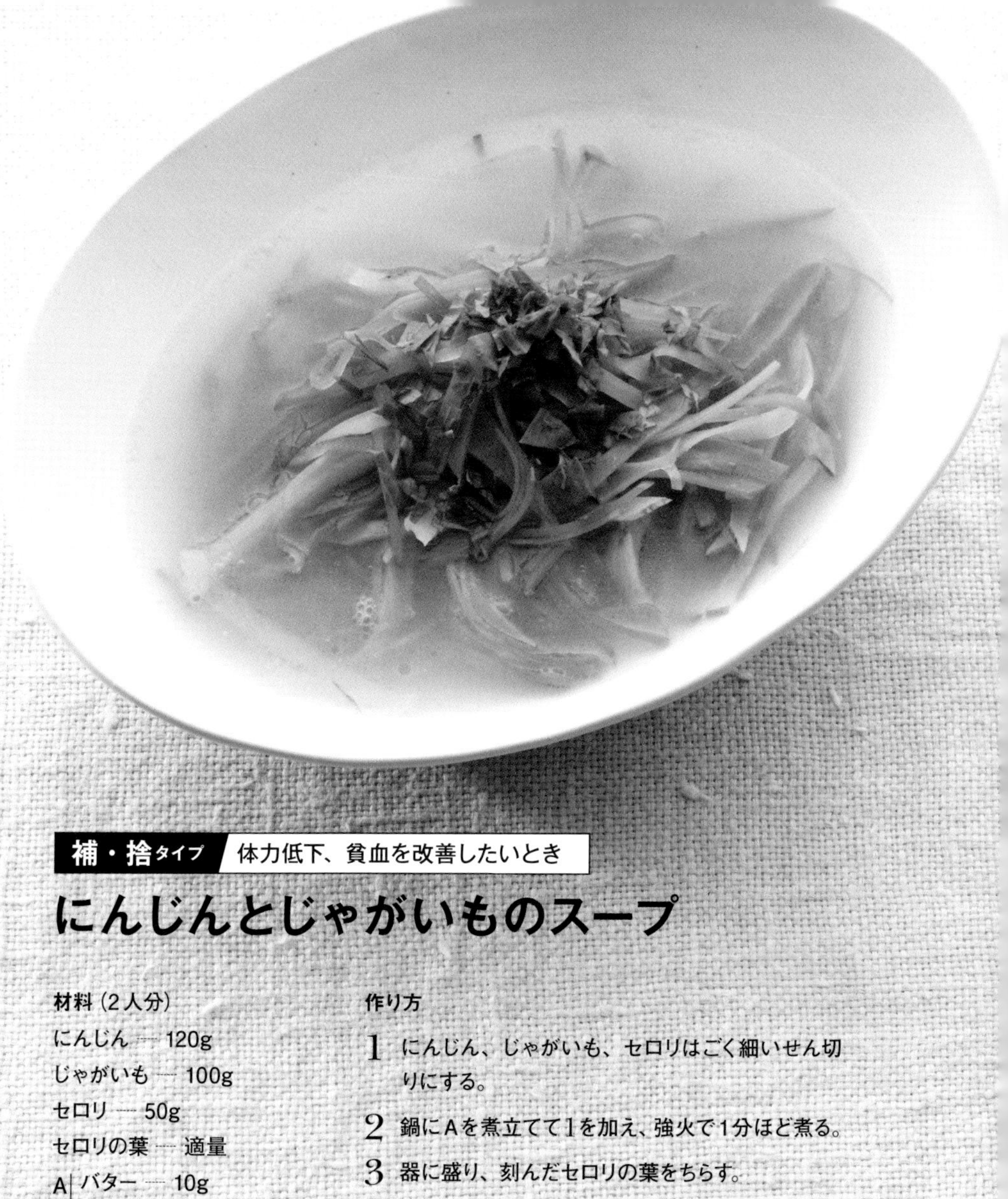

補・捨タイプ 体力低下、貧血を改善したいとき

にんじんとじゃがいものスープ

材料（2人分）

にんじん……120g
じゃがいも……100g
セロリ……50g
セロリの葉……適量

A
- バター……10g
- 水……400mℓ
- 塩……小さじ1/4

作り方

1 にんじん、じゃがいも、セロリはごく細いせん切りにする。

2 鍋にAを煮立てて1を加え、強火で1分ほど煮る。

3 器に盛り、刻んだセロリの葉をちらす。

食材・組み合わせ

じゃがいも（平、甘）は気を補って胃腸の働きを整え、無力感や便秘の改善に役立つ。にんじんとの組み合わせは、おだやかに胃腸に作用し、体力がないときにもおすすめ。

補・捨・調タイプ 便秘、肌荒れを改善したいとき

にんじんとくるみのポタージュ

材料（2人分）

にんじん …… 120g
玉ねぎ …… 1/4個
くるみ …… 30g
オリーブ油 …… 大さじ1
A 水 …… 350mℓ
　塩 …… 小さじ1/4
豆乳 …… 100mℓ

作り方

1 にんじんは薄い半月切りに、玉ねぎは薄切りにし、オリーブ油と鍋に入れ、中火でしんなりするまで炒める。

2 くるみ、Aを加えて煮立て、弱火にして10分ほど煮る。

3 ミキサーにかけてなめらかにし、鍋に戻して豆乳を加え、温める。器に盛って刻んだくるみ（分量外）をちらす。

食材・組み合わせ

くるみ（温、甘）は脳や肺の働きを整え、腰痛、足腰の衰え、物忘れ、頻尿、肌荒れ、咳や喘息の改善に役立つ。にんじんと合わせることで、便通をよくする効果も。

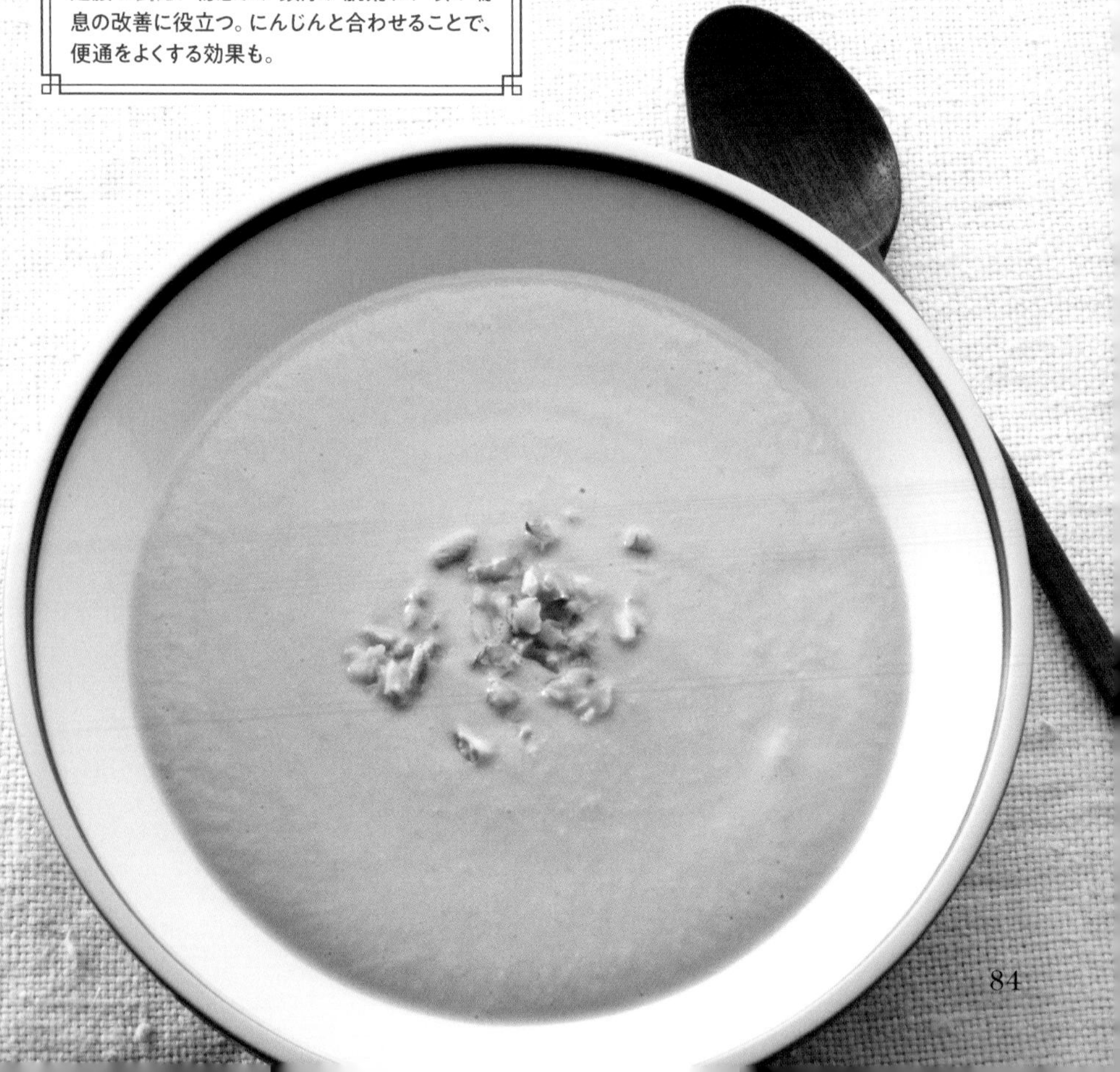

補・捨タイプ　イライラ、冷えを感じるとき

おろしにんじんのみそ汁

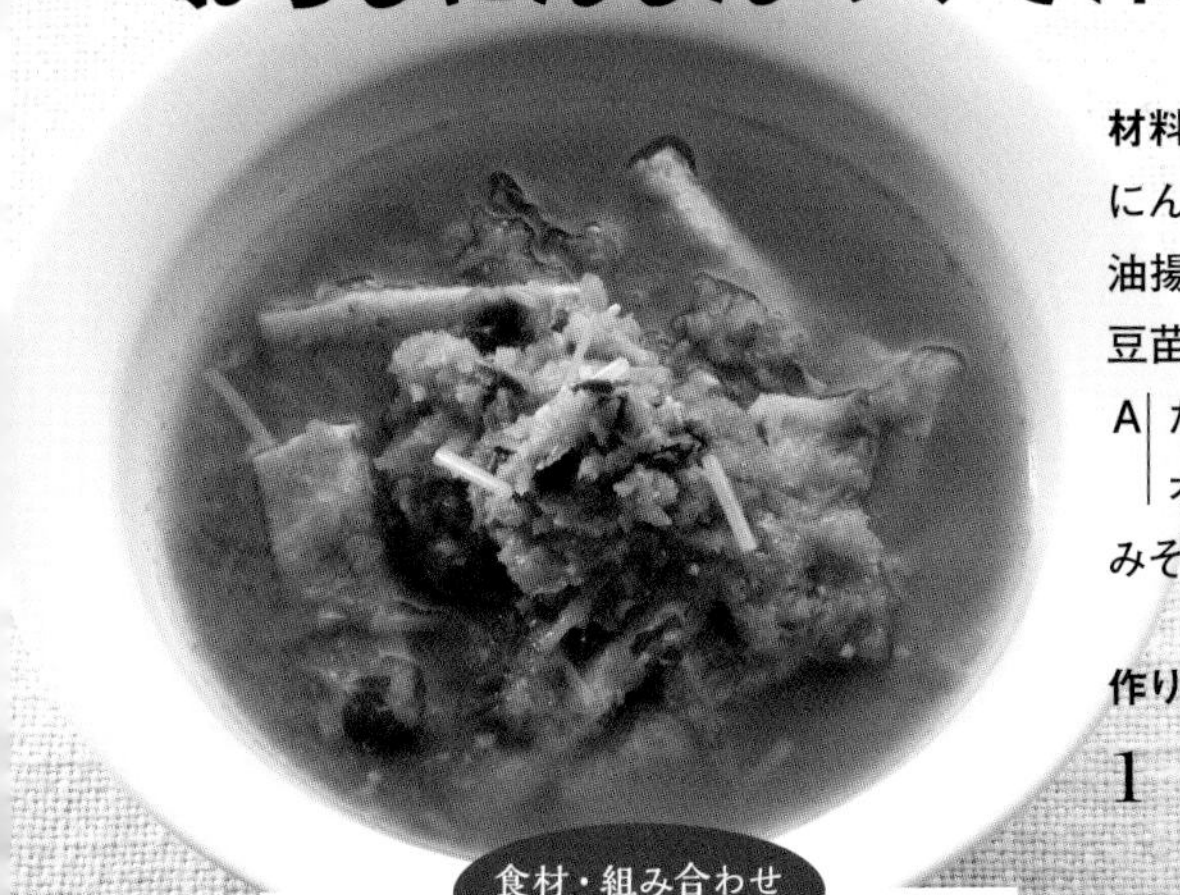

材料（2人分）
にんじん …… 100g
油揚げ …… 1枚
豆苗 …… 20g
A　だし …… 300mℓ
　　オリーブ油 …… 小さじ1
みそ …… 大さじ1

作り方

1　にんじんはすりおろし（汁ごと）、油揚げは短冊切りにし、Aと鍋に入れる。

2　1を煮立てて弱火にし、3分ほど煮てみそを溶き入れ、1cm長さに切った豆苗を加え、ひと煮する。

食材・組み合わせ

豆苗（平、甘）は熱を取り、解毒作用がある。イライラ、喉の渇きを鎮める。

補・捨タイプ　ほてり、血行不良を感じるとき

おろしにんじんのガスパチョ

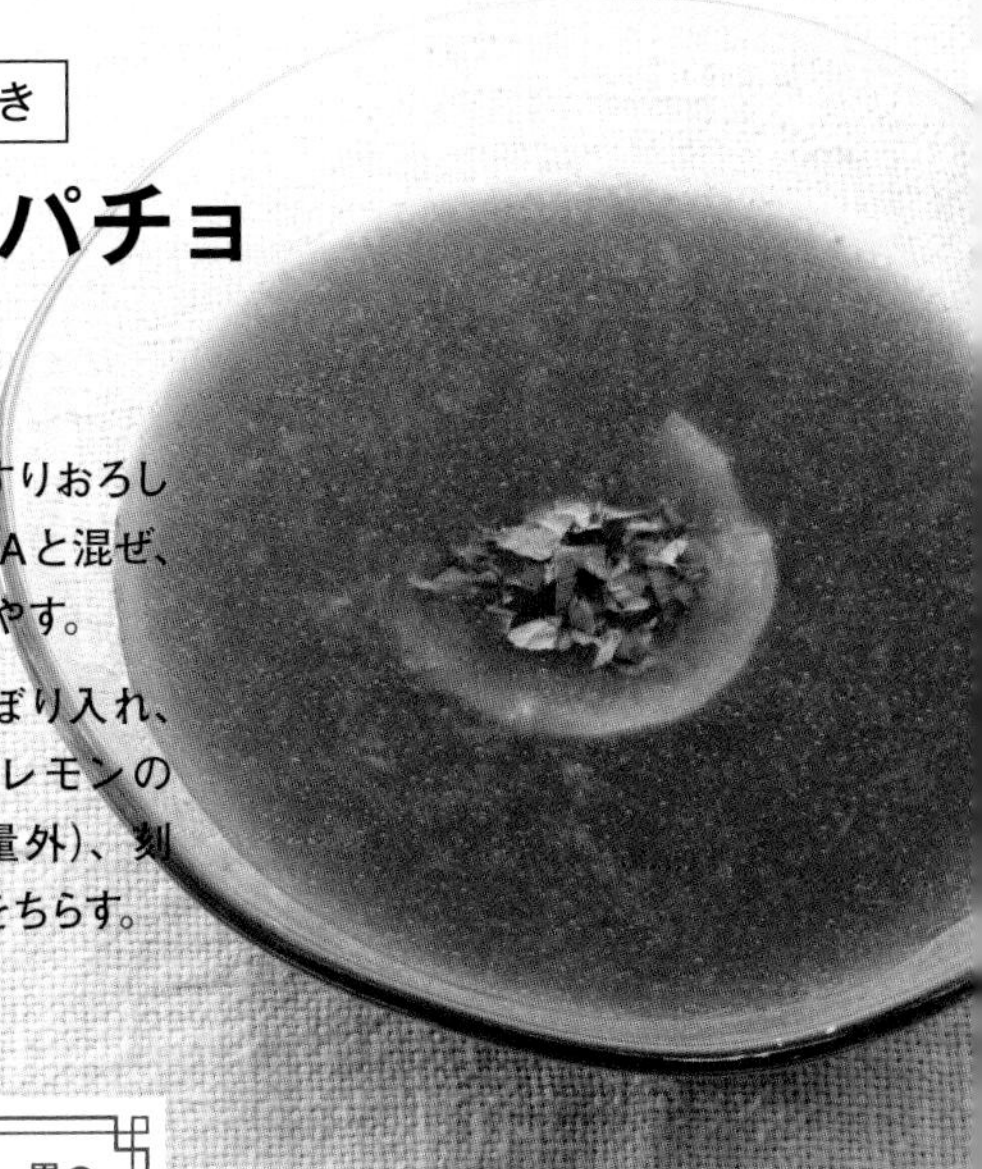

材料（2人分）
にんじん …… 100g
A　トマトジュース …… 200mℓ
　　水 …… 200mℓ
　　塩 …… 小さじ1/4
　　おろしにんにく …… 少々
　　オリーブ油 …… 大さじ1
レモン …… 1/4個
バジル …… 適量

作り方

1　にんじんはすりおろして（汁ごと）Aと混ぜ、冷蔵庫で冷やす。

2　レモンをしぼり入れ、器に盛ってレモンの輪切り（分量外）、刻んだバジルをちらす。

食材・組み合わせ

バジル（P65）は血の巡りをよくし、胃の調子を整えてくれるトッピング。

ゴーヤ

強い冷やす力で熱を取り去り、炎症を鎮めて精神疲労を改善します。

苦味　寒性

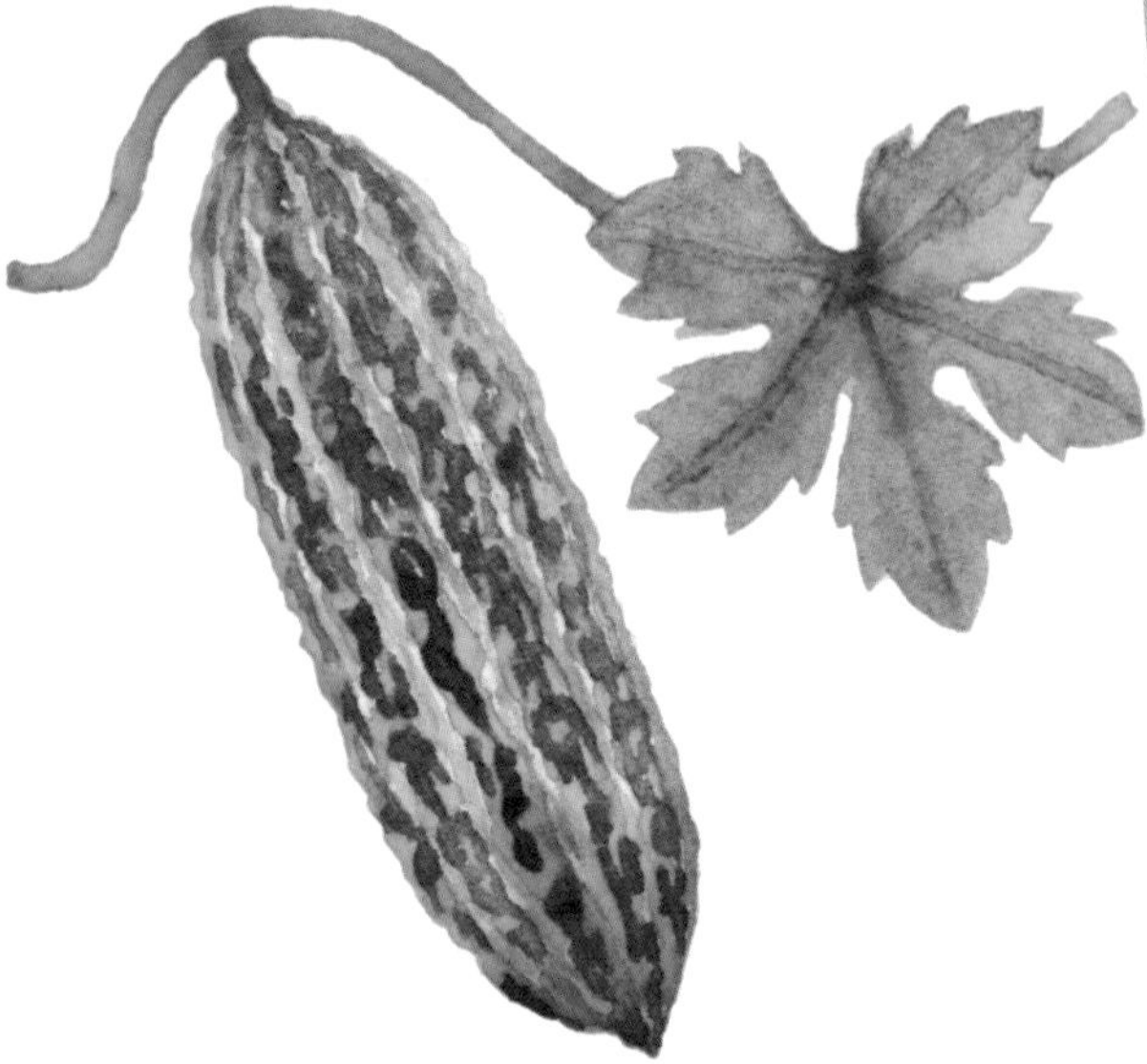

【効能】

- ⊙余分な熱を取り去る。
- ⊙体を潤し、喉の渇きを止める。
- ⊙目のかすみ、かゆみ、充血を改善。
- ⊙熱によるはれもの、できものの改善。
- ⊙胃の働きを整える。
- ⊙血圧、血糖値を下げる。
- ⊙精神疲労を改善する。

【栄養】

ビタミンCがとても豊富で、加熱しても損失が少ないのが特徴。また、苦み成分のモモルデシンは食欲増進、健胃効果があり、血圧や血糖値を下げることが報告されている。

調理のコツ

ゴーヤのわた、種は食べられるので、きれいに取り除かなくても大丈夫。とくに熟したものは、種、わたともに苦みが消えて甘みを増し、フルーツのように食べることもできる。

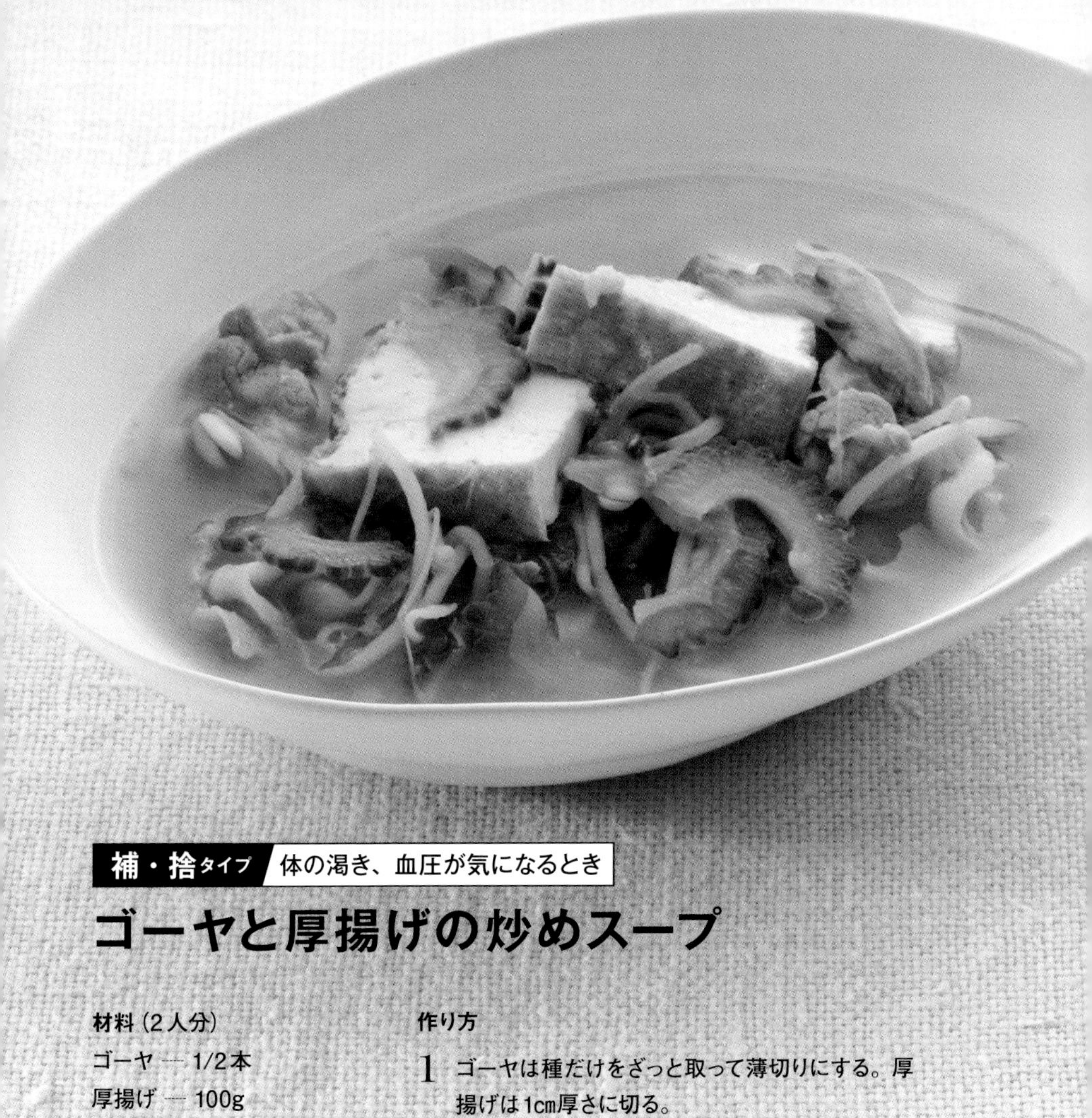

補・捨タイプ 体の渇き、血圧が気になるとき

ゴーヤと厚揚げの炒めスープ

材料（2人分）

ゴーヤ …… 1/2本
厚揚げ …… 100g
豚肉（こま切れ） …… 80g
大豆もやし …… 100g
ごま油 …… 大さじ1
A｜水 …… 400mℓ
　｜みそ …… 大さじ1と1/2

作り方

1 ゴーヤは種だけをざっと取って薄切りにする。厚揚げは1cm厚さに切る。

2 鍋にごま油、豚肉を入れて中火で炒め、1、もやしを加えて炒め合わせる。

3 野菜がややしんなりしたらAを加えて煮立て、弱火にして1分ほど煮る。

食材・組み合わせ

厚揚げ（寒、甘）は豆腐（P43）と同様に水を補って熱を取り、気を補充する。口が乾いて粘つく、母乳不足などを改善。ゴーヤと組み合わせるときは平性の豚肉を加え、作用をおだやかにするとよい。

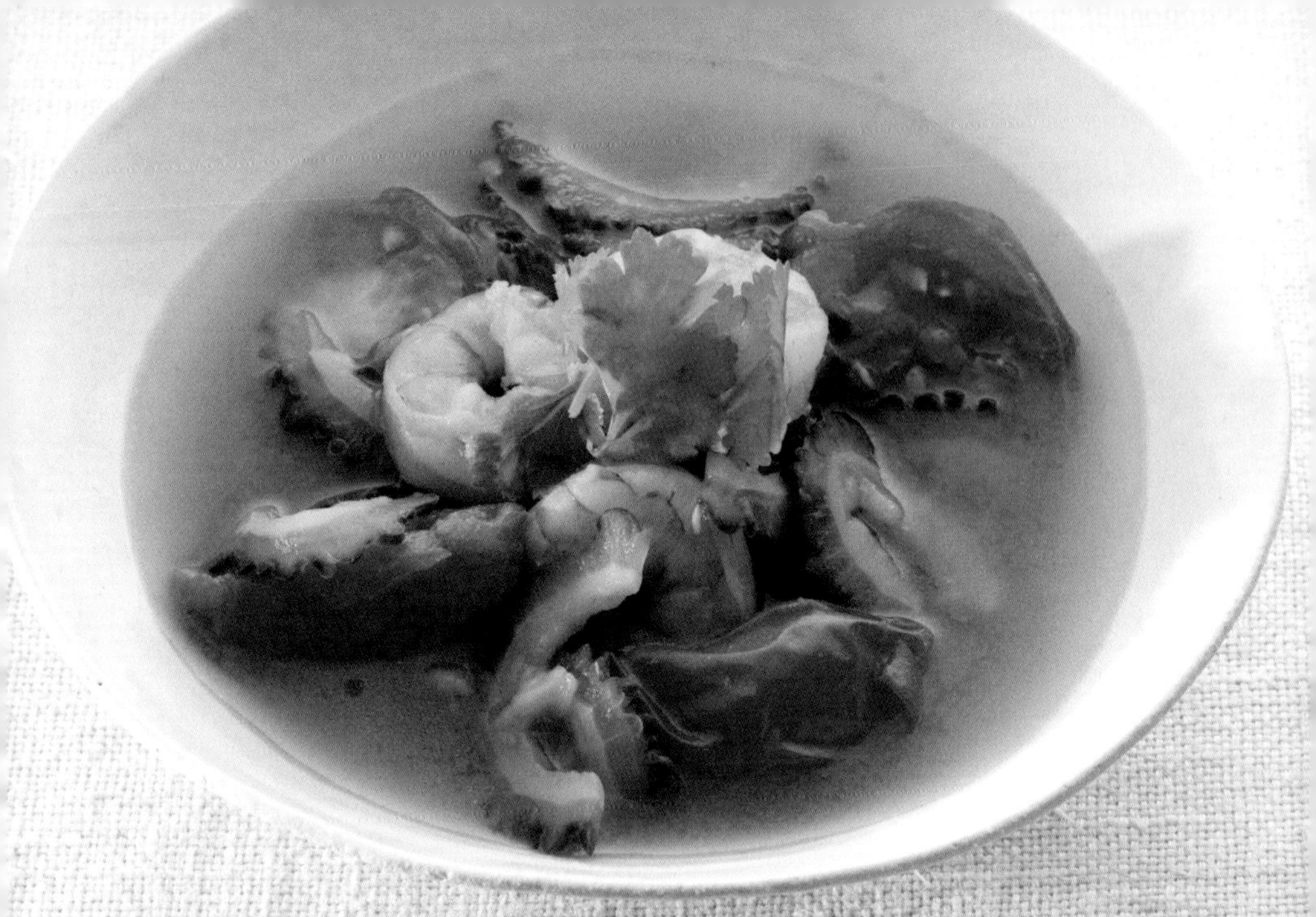

補・捨タイプ 心身の疲れ、ほてりを改善したいとき

ゴーヤとえびのカレースープ

材料（2人分）

ゴーヤ …… 1/2本
むきえび（大）…… 6尾
トマト …… 1個
オリーブ油 …… 大さじ1
A
- 水 …… 400mℓ
- おろしにんにく …… 小さじ1弱
- カレー粉 …… 小さじ2
- ナンプラー …… 小さじ1

パクチー …… 1株

作り方

1 ゴーヤは種だけをざっと取って薄切り、トマトは6等分のくし形切りにする。パクチーは根と根元の茎は細かく刻み、葉はざく切りにする。

2 鍋にオリーブ油を熱してゴーヤ、えび、パクチーの根と茎を入れ、中火で炒め、Aを加えて煮立て、弱火にして1分ほど煮る。

3 2にトマトを加えてひと煮立ちさせ、火を止める。器に盛ってパクチーの葉をのせる。

食材・組み合わせ

カレー粉のメインスパイス、ターメリック（ウコン）は温性、苦・辛味で、血の巡りをよくし、関節痛や月経痛を緩和する。また、抗酸化作用、肝機能アップ、がん予防などの報告がある。

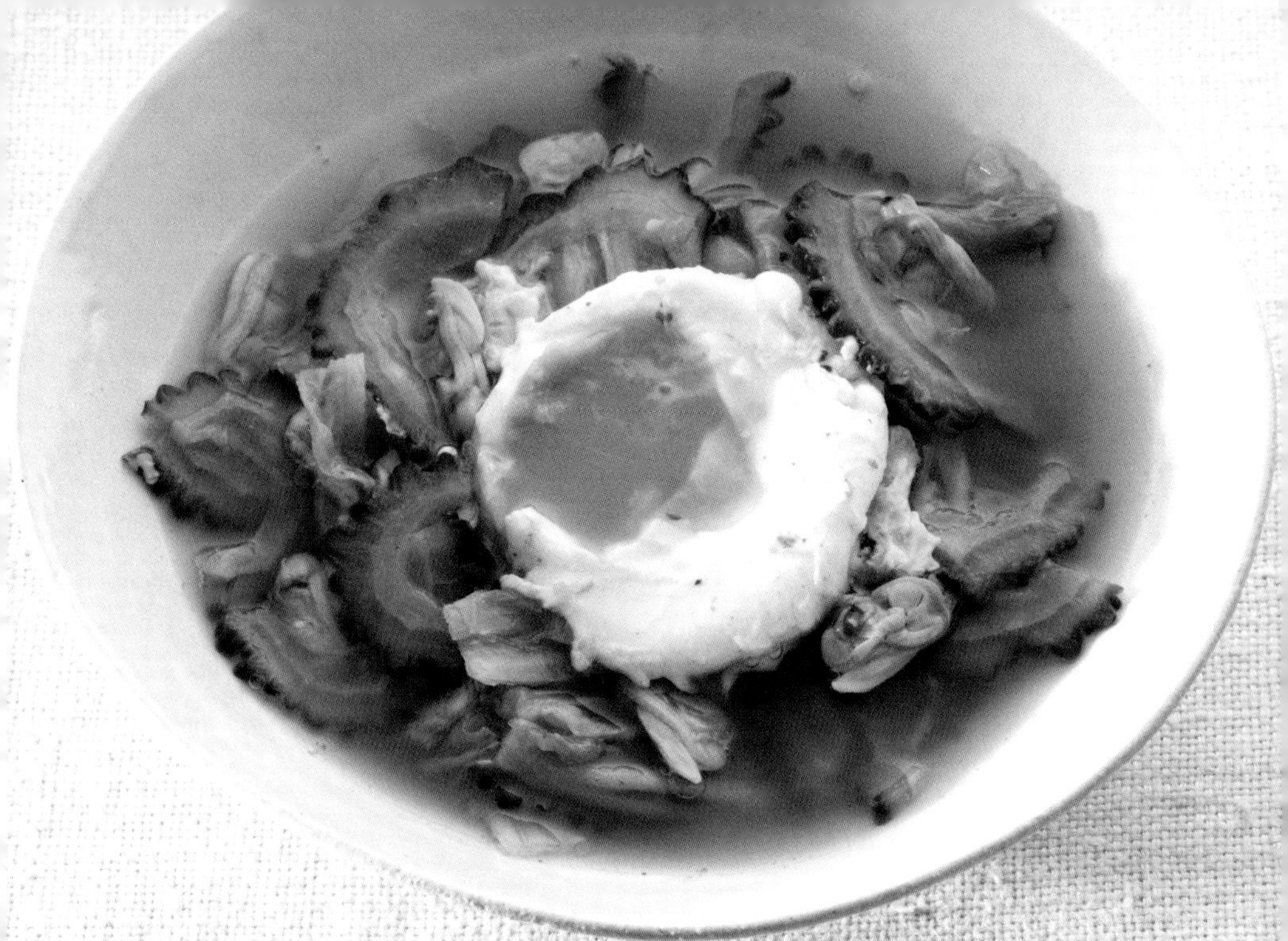

捨・流タイプ 精神の疲れ、ほてりを改善したいとき

ゴーヤとあさりの卵チゲ

材料（2人分）

ゴーヤ ---- 1/2本
キムチ ---- 80g
あさり缶（水煮） ---- 1缶（130g）
卵 ---- 2個
水 ---- 300mℓ
しょうゆ ---- ひとたらし

作り方

1 ゴーヤは種だけをざっと取って薄切りにし、鍋に入れてキムチ、あさり（缶汁ごと）、水を加えて煮立て、弱火にして3分ほど煮たち、しょうゆを加える。

2 卵を割り入れてふたをし、半熟になるまで煮たら、しょうゆを加える。

食材・組み合わせ

あさり（P49）は、缶詰も性質、効能は同じで便利。濃いうまみの缶汁を使えば、調味は最低限ですむ。また、キムチの発酵による複雑な味もスープをおいしくしてくれる。

とうもろこし

水分代謝を促進してむくみを改善し、疲労を回復します。

甘味
平性

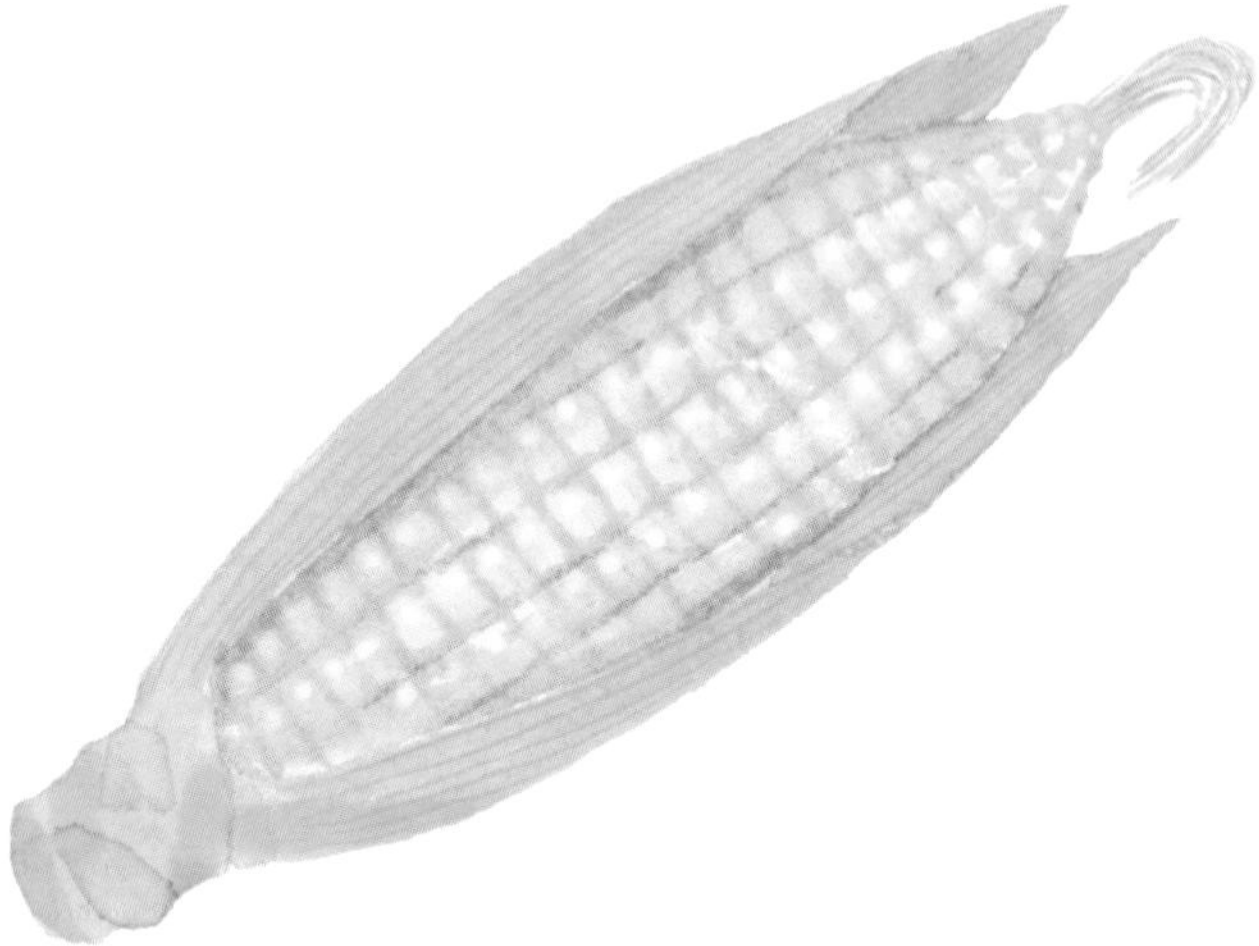

【効能】

⊙利尿作用により余分な水を取り去る。
⊙むくみ、水太りを改善する。
⊙胃の働きを改善する。
⊙疲労回復を助ける。
⊙便秘を改善する。

※とうもろこしのヒゲにも同様の効能がある。

【栄養】

塩分排出を助けるカリウムが豊富。また、食物繊維も豊富に含まれ、なかでも不溶性食物繊維のセルロースが多いので便量を増やし、腸のぜん動運動を促進する。

調理のコツ

とうもろこしのヒゲは、薬膳では実と別の食材として扱うほど効能が強く、取り除かないで一緒に食べるのがおすすめ。シャキシャキと食感がよく、アクセントをつけてくれる。

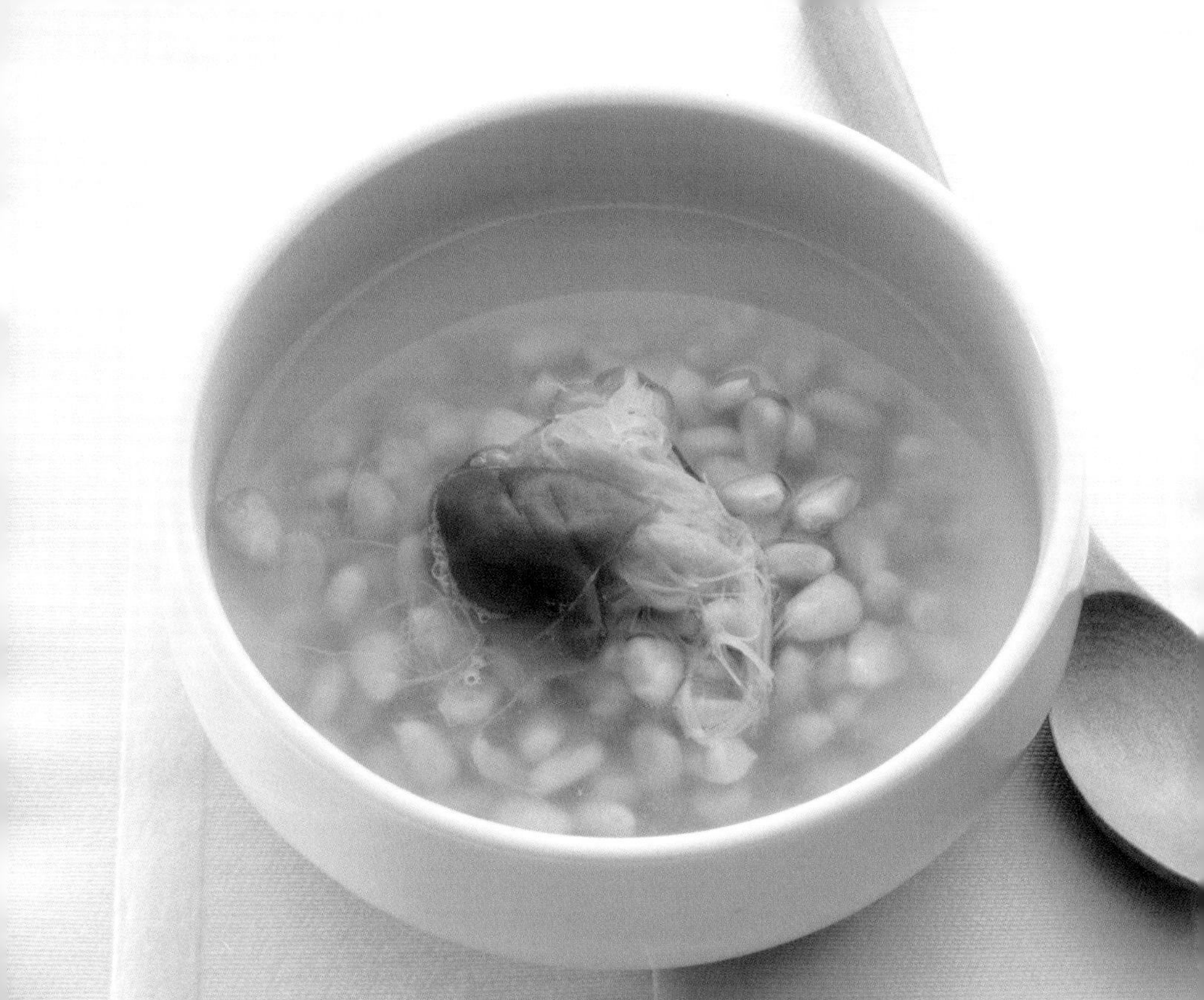

補・捨・流タイプ 夏の疲れ、水太りを改善したいとき

とうもろこしの梅干しスープ

材料（2人分）

とうもろこし ―― 1本

梅干し ―― 大1個（15g）

A｜水 ―― 400mℓ

｜塩 ―― ひとつまみ

作り方

1 とうもろこしは実をそぎとり、ヒゲはざく切りにする。

2 鍋に1（芯も入れる）、A、梅干しを入れて煮立て、弱火にして15分ほど煮る。芯は取り出す。

食材・組み合わせ

梅（平、渋・酸）は体を引き締める作用があり、口の渇き、多汗、関節痛、腹痛、腰痛を緩和し、疲労回復に役立つ。とうもろこしとの組み合わせは、どちらも梅雨から初夏の産物で、この時期の不調改善によいコンビ。

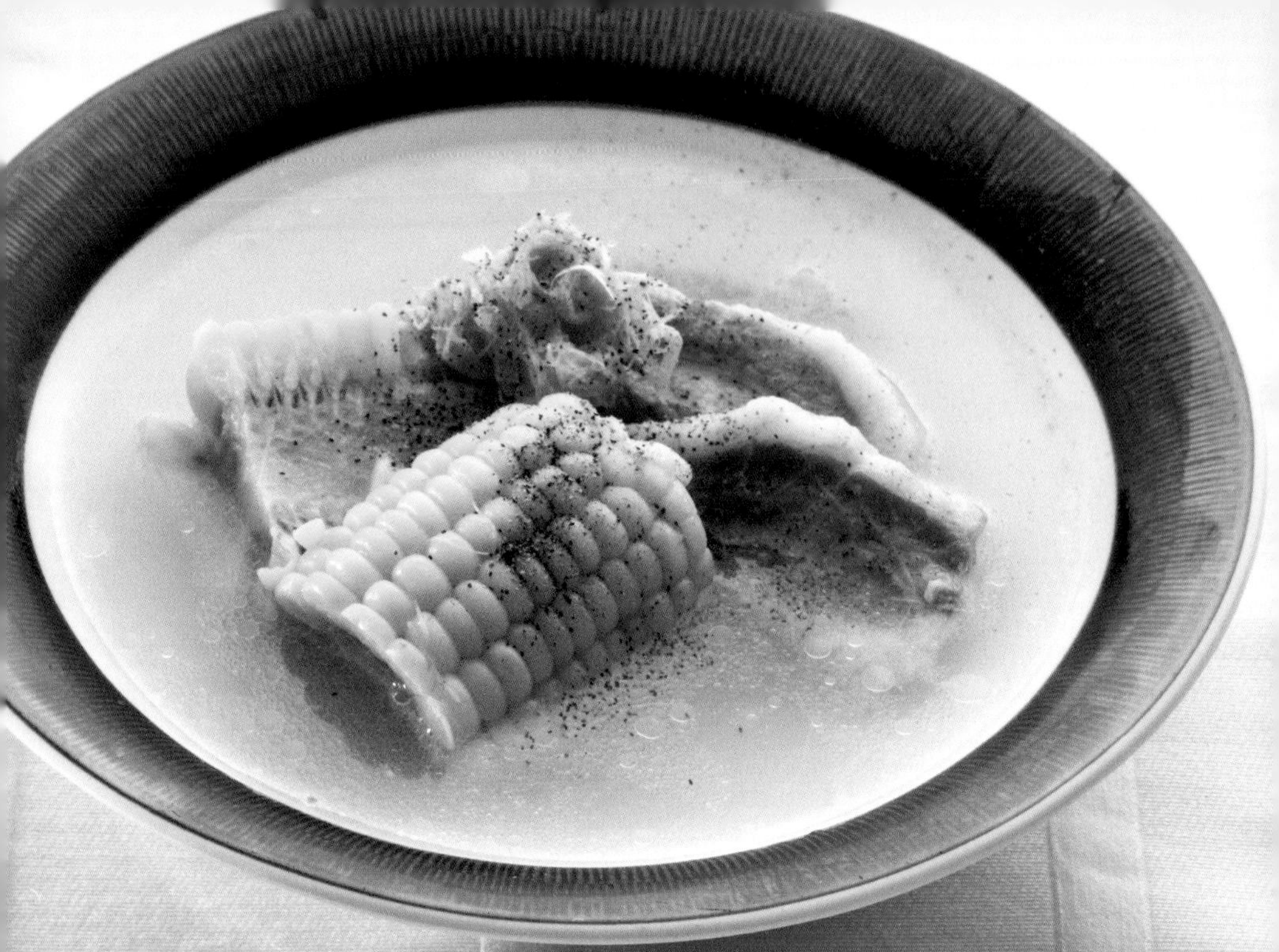

補・捨タイプ　体力がなく、むくみ、冷えがあるときに

とうもろこしと塩豚のスープ

材料（2人分）

とうもろこし ---- 2本
豚肉（肩ロースブロック） ---- 300g
塩 ---- 大さじ1
水 ---- 1000mℓ
粗びき黒こしょう ---- 適量

作り方

1 豚肉は1cmくらいの輪切りにして塩をまぶし、皿を重しにのせて冷蔵庫に半日おく。

2 とうもろこしは1本を4等分の輪切りにし、さらに縦半分に切る。ヒゲはざく切りにする。

3 鍋に1、2、水を入れて煮立て、弱火にして20分ほど煮る。器に盛ってこしょうをふる。

食材・組み合わせ

豚肉（平、甘・鹹）は気を補って体力をつける作用がある。とくに、老化、冷え性、腰痛などを緩和し、免疫力を高める。

補・捨・流タイプ　疲労と食欲を回復したいとき

アレンジ

プラス クレソンとレモン

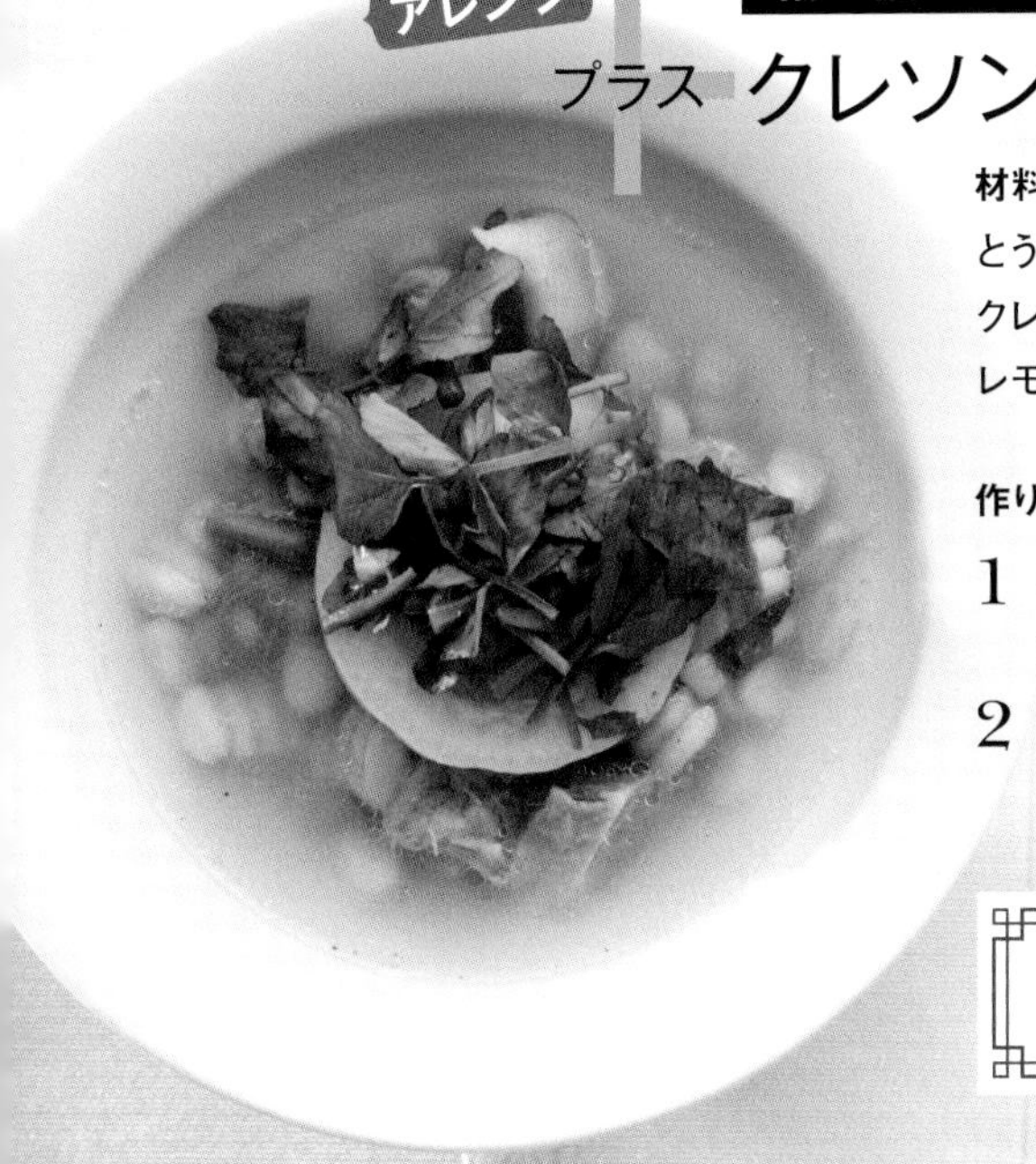

材料（1人分）

とうもろこしと塩豚のスープ（P92）…… 1人分

クレソン …… 適量

レモン（輪切り）…… 1枚

作り方

1 スープのとうもろこしは実をそぎとり、豚肉は粗くほぐし、スープに戻して温める。

2 ざく切りにしたクレソン、輪切りのレモンを加え、ひと煮する。

食材・組み合わせ

クレソン（P75）、レモン（P57）の香り、酸味で風味をアレンジ。

補・捨・流タイプ　緊張をやわらげ、疲れを取りたいとき

アレンジ

プラス ピーマン

材料（1人分）

とうもろこしと塩豚のスープ（P92）…… 1人分

ピーマン …… 1個

オリーブ油 …… 適量

作り方

1 ピーマンは粗みじん切りにし、オリーブ油でさっと炒める。

2 スープのとうもろこしは実をそぎとり、豚肉は粗くほぐし、スープに戻して温めて器に盛り、1をのせる。

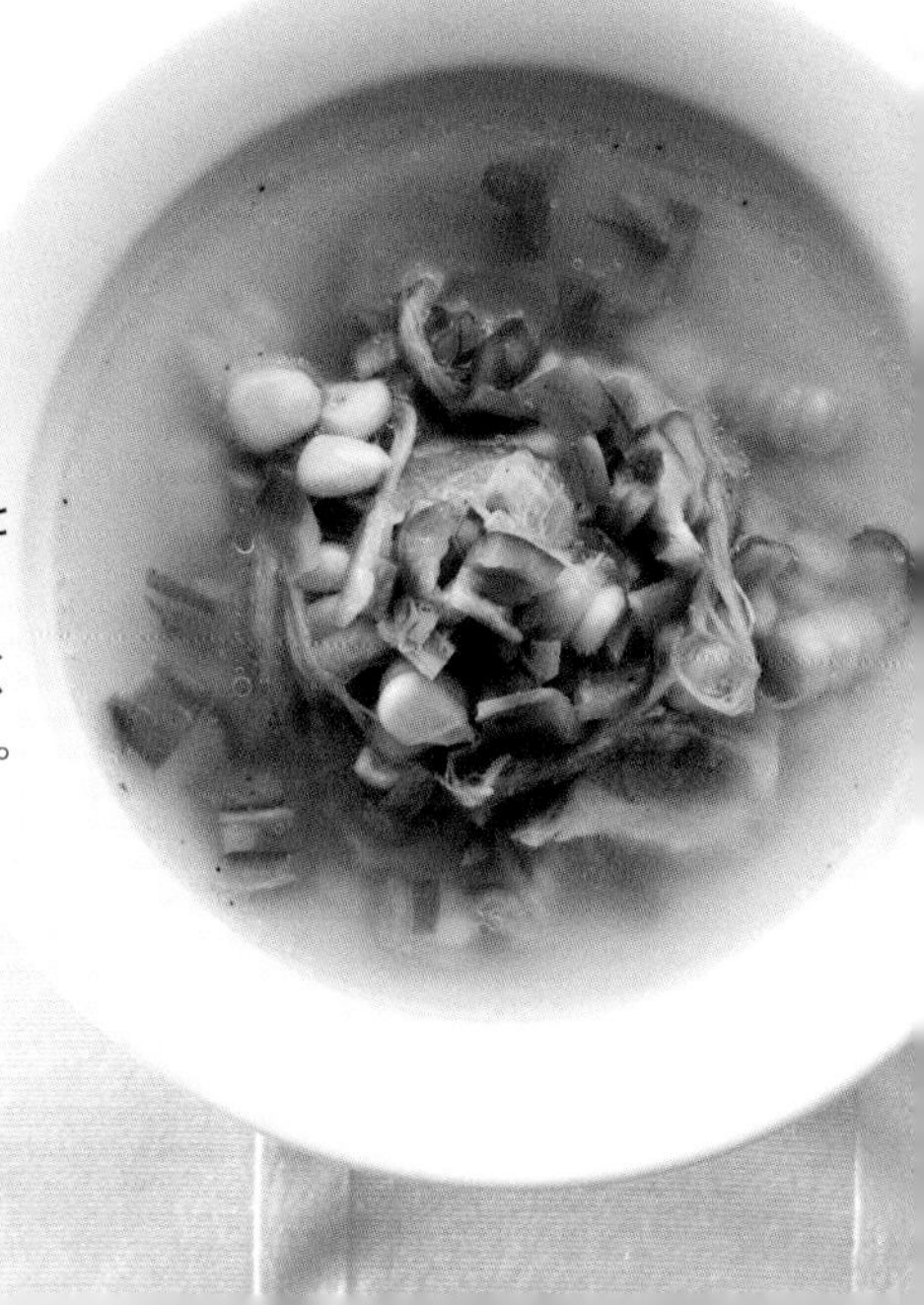

食材・組み合わせ

ピーマン（平、辛・甘）は気の巡りを調え、イライラや緊張を緩和し、肝機能・食欲不振を改善する。

れんこん

余分な熱を取り去り、体を潤して血行をよくします。

甘味

寒性

（加熱すると平性）

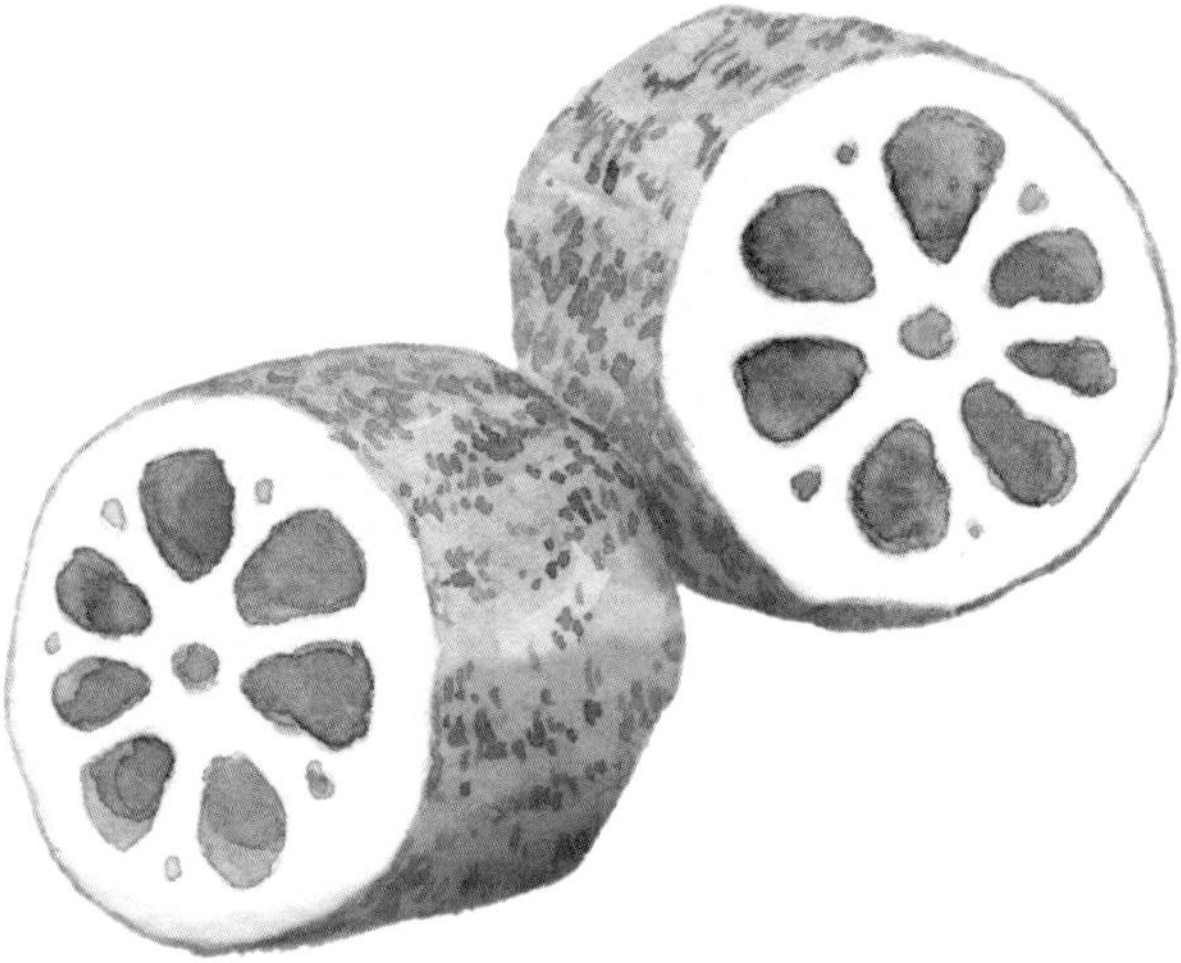

【効能】（生の場合）

⊙余分な熱を取り去る。

⊙体を潤し、血行をよくする。

⊙ほてり、発熱をやわらげる。

⊙喉の渇きをやわらげる。

⊙足腰の衰えを改善。

【栄養】

粘り成分のムチンは胃の粘膜を保護し、アクの成分であるタンニンは消炎・止血作用がある。また、ビタミンCも豊富に含まれており、免疫力アップに働く。

調理のコツ

生と加熱では、性質が変わるれんこん。毒出しのためには、おろしれんこんのスープなど加熱しすぎないほうが効果的。ただし、お腹が冷えやすい人は生食は避けること。

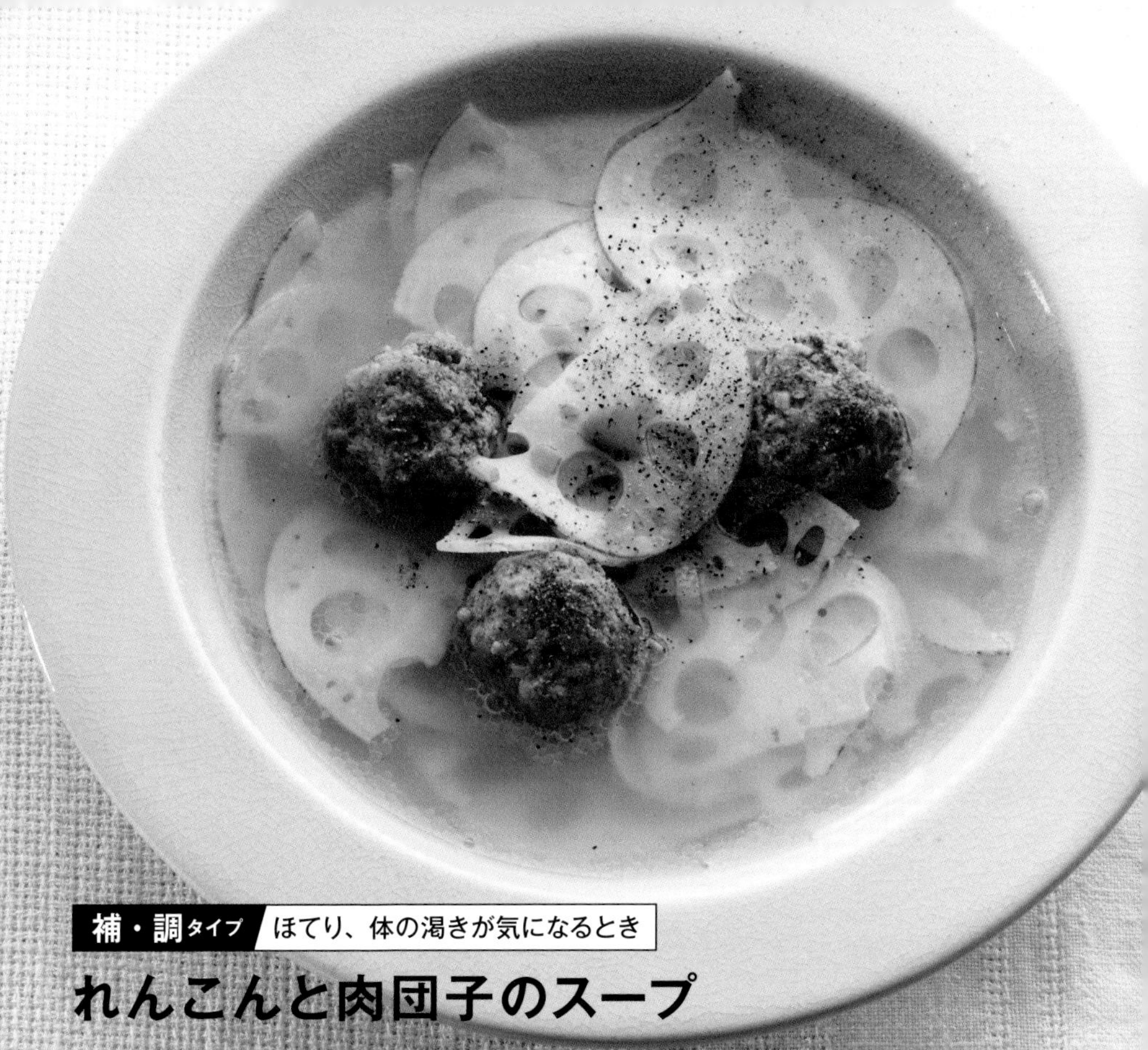

補・調タイプ ほてり、体の渇きが気になるとき

れんこんと肉団子のスープ

材料（2人分）

れんこん …… 120g
豚ひき肉 …… 100g
A｜おろししょうが …… 大さじ1
｜長ねぎ（みじん切り） …… 大さじ2
｜塩 …… 小さじ1/4
B｜水 …… 500mℓ
｜塩 …… 小さじ1/4強
C｜酢、ラー油、粗びき黒こしょう …… 各適量

作り方

1. れんこんはスライサーなどでごく薄い半月切りにする。
2. ひき肉にAを練り混ぜ、6等分の団子に丸める。
3. 鍋にBを煮立て、2を加えて弱火にし、5分ほど煮る。団子に火が通ったら1を加え、ひと煮したら器に盛り、Cをかける。

食材・組み合わせ

肉団子の味つけに、温性の長ねぎ、しょうがを加えることで、れんこんの体を冷やす作用をおだやかにする。また、れんこんは加熱しすぎないほうが毒出し効果が大なので、仕上げにさっと煮るだけに。

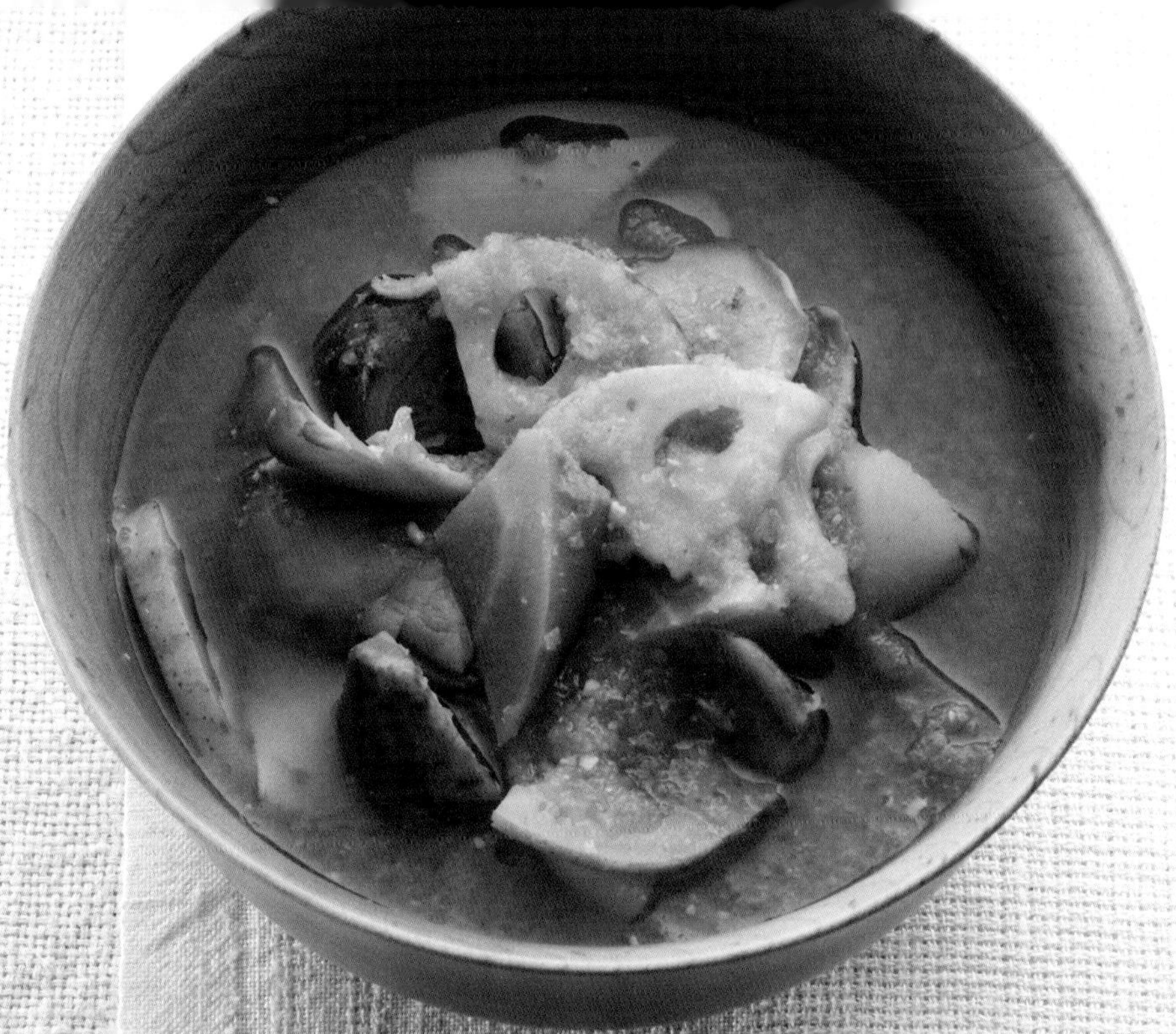

補・捨タイプ　むくみ、ほてり、便秘を改善したいとき

おろしれんこんと根菜のみそ汁

材料（2人分）

れんこん …… 120g
にんじん …… 40g
大根 …… 50g
ごぼう …… 50g
まいたけ …… 50g
A　だし …… 400mℓ
　　みそ …… 大さじ1

作り方

1　れんこんは半分をいちょう切りにし、残りはすりおろす。

2　にんじん、大根、ごぼうは小さめのそぎ切りに、まいたけは食べやすくほぐし、1のいちょう切りれんこんと鍋に入れ、Aを加えて煮立て、弱火にして10分ほど煮る。

3　おろしたれんこんを加えてひと煮する。

食材・組み合わせ

毒出し食材5種の組み合わせは、余分な熱や水を取り、巡りをよくし、便秘改善に役立つ。また、みそ（P67）は解毒作用があるが、温性なので食材の冷やす作用をおだやかにしてくれる。

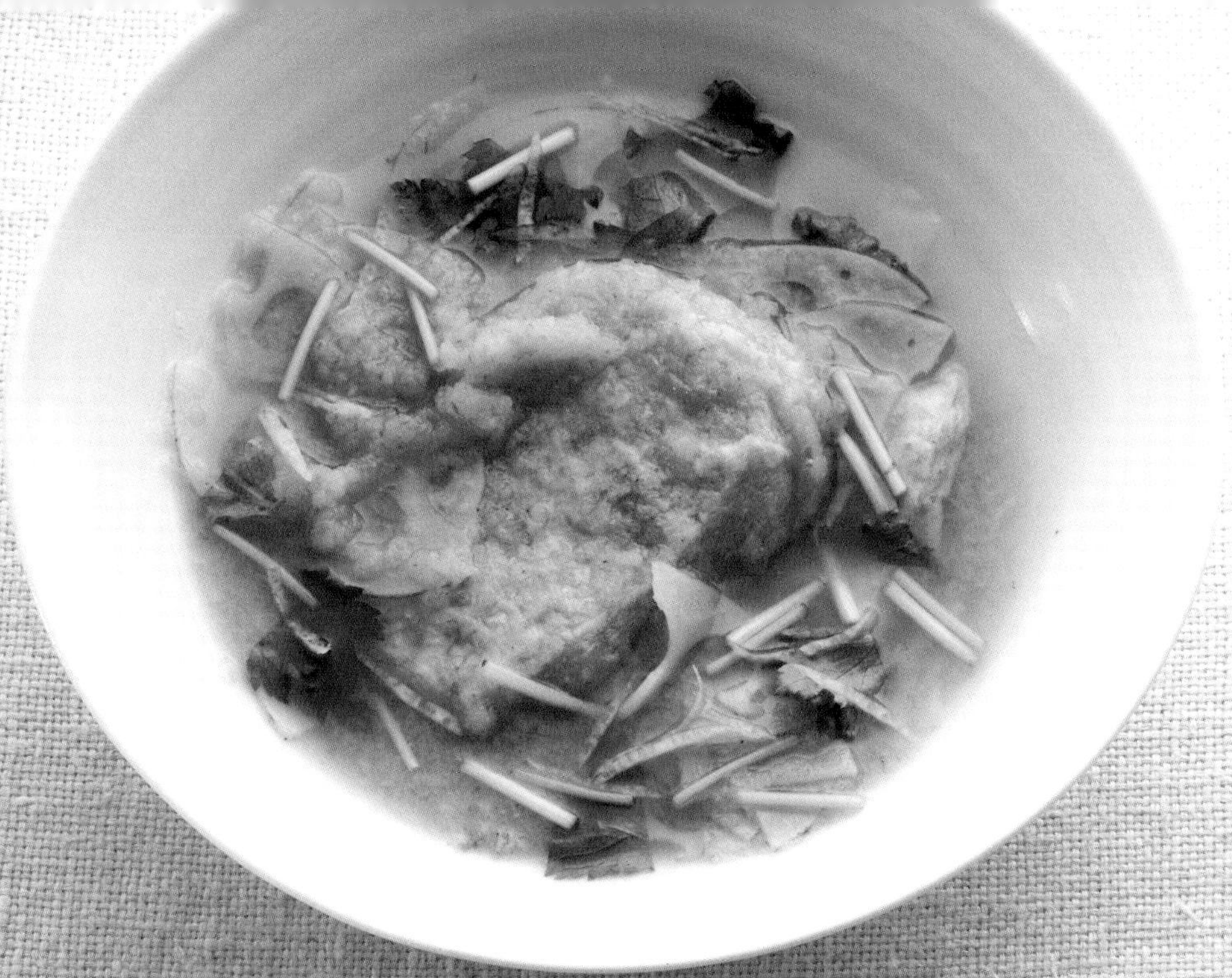

補・調タイプ　ほてりがあり、やる気が出ないとき

おろしれんこんと玄米もちのスープ

材料（2人分）

れんこん……120g
玄米もち……2個
A｜水……400mℓ
　｜塩……小さじ1/4
しょうゆ……小さじ1
三つ葉、柚子の皮……各適量

作り方

1 れんこんは半分をスライサーなどでごく薄いいちょう切りにし、残りはすりおろす。

2 鍋にA、いちょう切りのれんこんを入れて煮立て、弱火にしておろしれんこん、しょうゆを加え、火を止める。

3 もちは表面を焼き、2の鍋に加えてひと煮する。刻んだ三つ葉、柚子の皮をちらす。

食材・組み合わせ

玄米もちは、もち米を精白せずにもちに加工したもの。香ばしい味が楽しめ、スープに入れるとおいしい。もち米（温、甘）は、倦怠感や無力感、下痢、暑くないのに出る汗を改善する。

さといも

甘味　辛味

平性

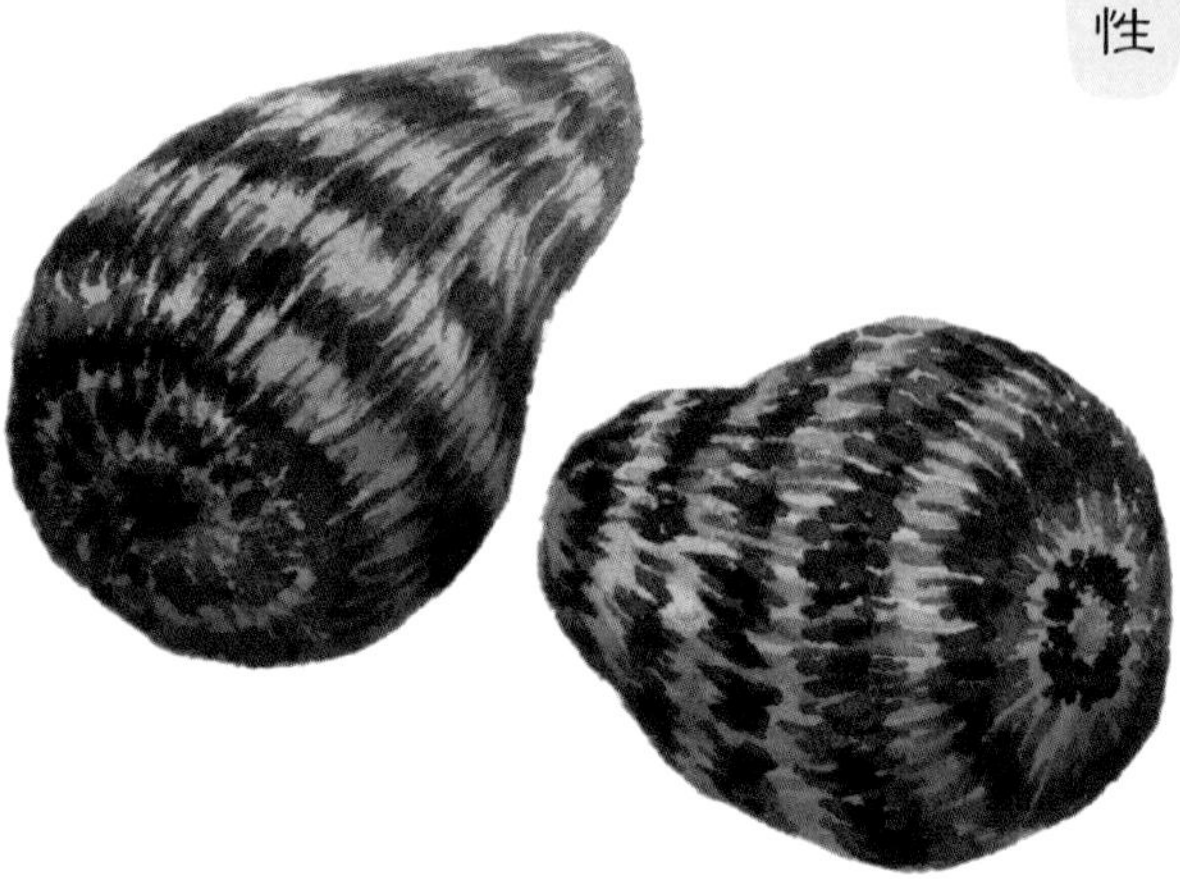

たまった老廃物を取り去り、
むくみ、消化不良などを改善します。

【効能】

⊙むくみ、老廃物を取り去る。
⊙胃腸の働きを整える。
⊙しこりをやわらげる。
⊙はれもの、腫瘍を改善する。
⊙膨満感を改善する。

【栄養】

塩分排出を助けるカリウムが豊富。また、さといものぬめり成分は水溶性食物繊維（ムチン、ガラクタン、グルコマンナン）によるもので、血圧を下げたり、コレステロール値低下に役立つ。

調理のコツ

和食の煮ものでは、皮をむいたあと塩もみしたり、ゆでこぼしてぬめりを取り除くが、薬膳スープでは必要なし。スープに自然なとろみがつき、ぬめり成分をまるごと食べられる。

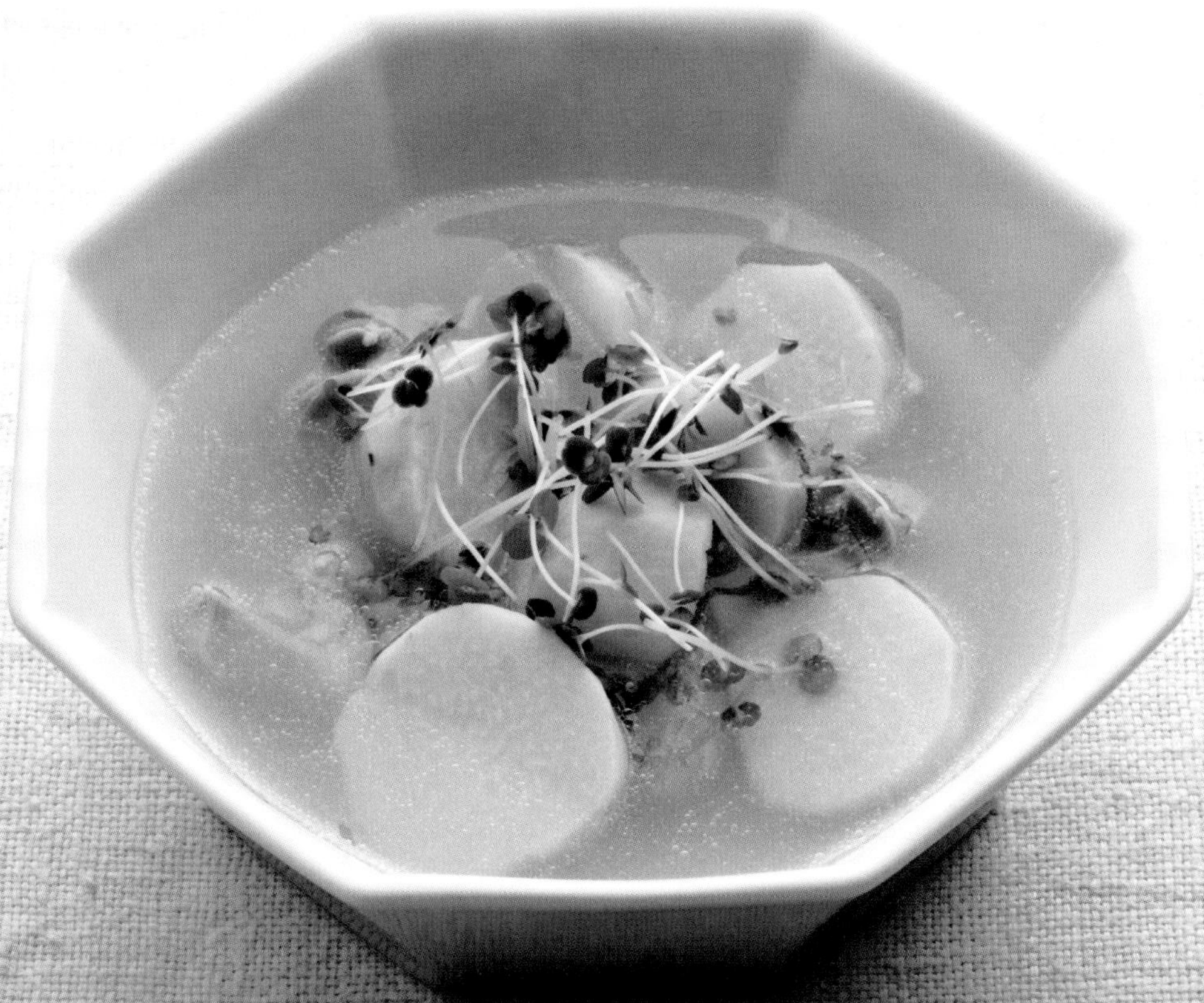

補・捨タイプ はれもの、しこり、むくみがあるとき

さといもと鶏のスープ

材料（2人分）

さといも ― 小8個
鶏もも肉 ― 200g
A しょうが（薄切り）― 2枚
　水 ― 400mℓ
　酒 ― 50mℓ
　塩 ― 小さじ1/4
貝割れ大根 ― 適量

作り方

1 さといもは皮をむいて半分に切り、鶏肉はいもと同じくらいの大きさに切る。

2 1を鍋に入れ、Aを加えて煮立て、弱火にして蓋をし、10分ほど煮る。

3 器に盛り、刻んだ貝割れ大根をのせる。

食材・組み合わせ

貝割れ大根の性質、効能は大根（P74）に準ずる。余分な熱を取り去り、気の巡りを調えて胃腸を助けるので、さといも、鶏肉のコンビにプラスすれば、毒出し効果を高める。

補・捨タイプ 胃腸が不調、風邪気味のとき

さといもと豚肉の韓国風スープ

材料（2人分）

さといも …… 300g
豚肉（切り落とし）…… 120g

A
- おろしにんにく …… 小さじ1
- 酒 …… 大さじ1
- しょうゆ …… 小さじ2

B
- 水 …… 400mℓ
- 塩 …… 小さじ1/4

ごま油 …… 大さじ1/2
長ねぎ、粗びき黒こしょう …… 各適量

作り方

1 さといもは皮をむいて半分に切り、豚肉はざく切りにし、Aをもみ込む。

2 鍋にごま油、豚肉を入れて中火でさっと炒め、さといも、Bを加えて煮立て、弱火にして蓋をし、10分ほど煮る。

3 器に盛り、刻んだ長ねぎ、こしょうをちらす。

食材・組み合わせ

豚肉（P92）との組み合わせは、胃腸の働きを整える作用が増し、消化不良、便秘を改善する。また、このコンビは体に潤いを与えるので、乾燥肌や風邪の改善にも。

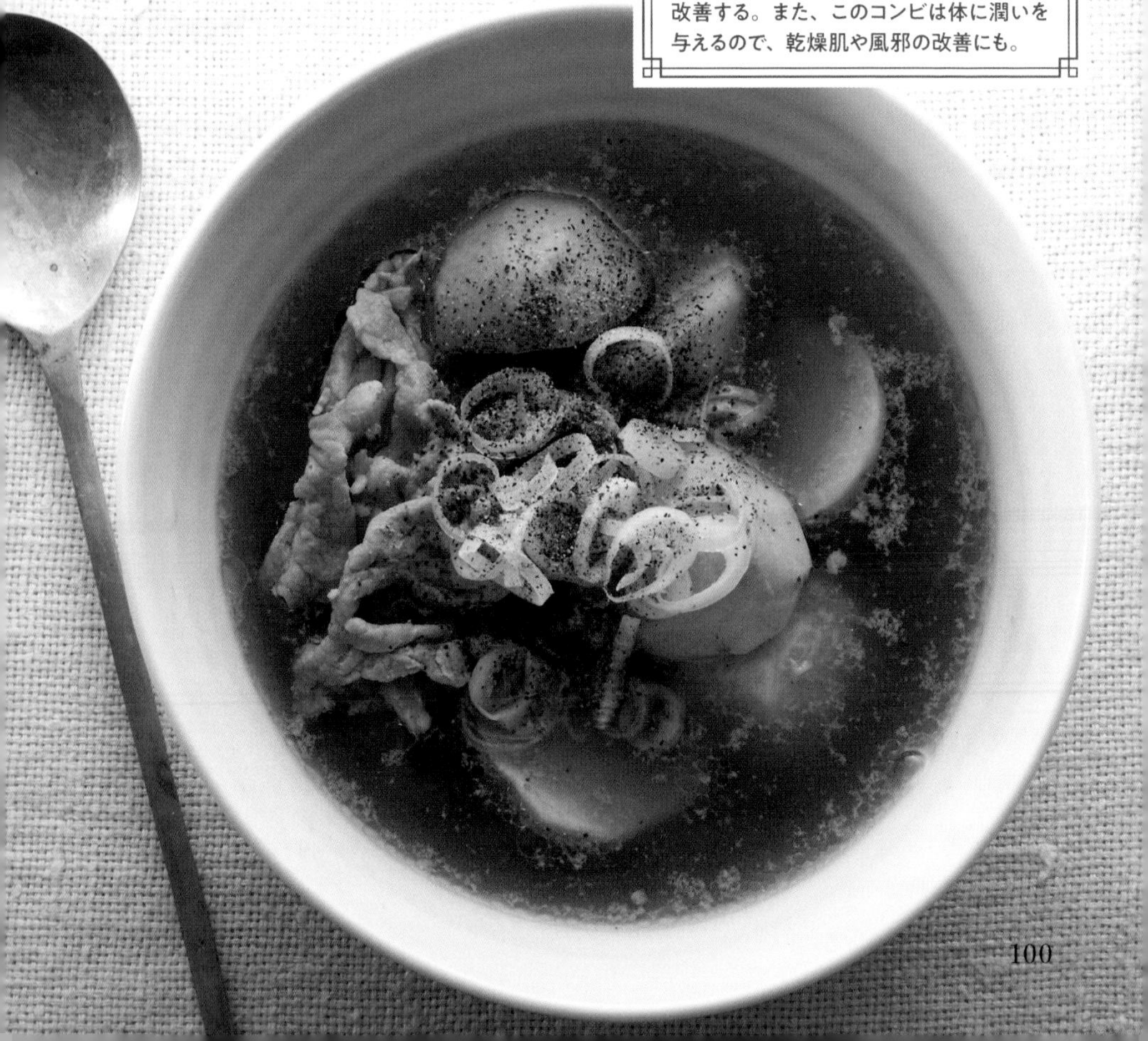

捨・流タイプ 食欲不振、むくみを改善したいとき

さといものみそポタージュ

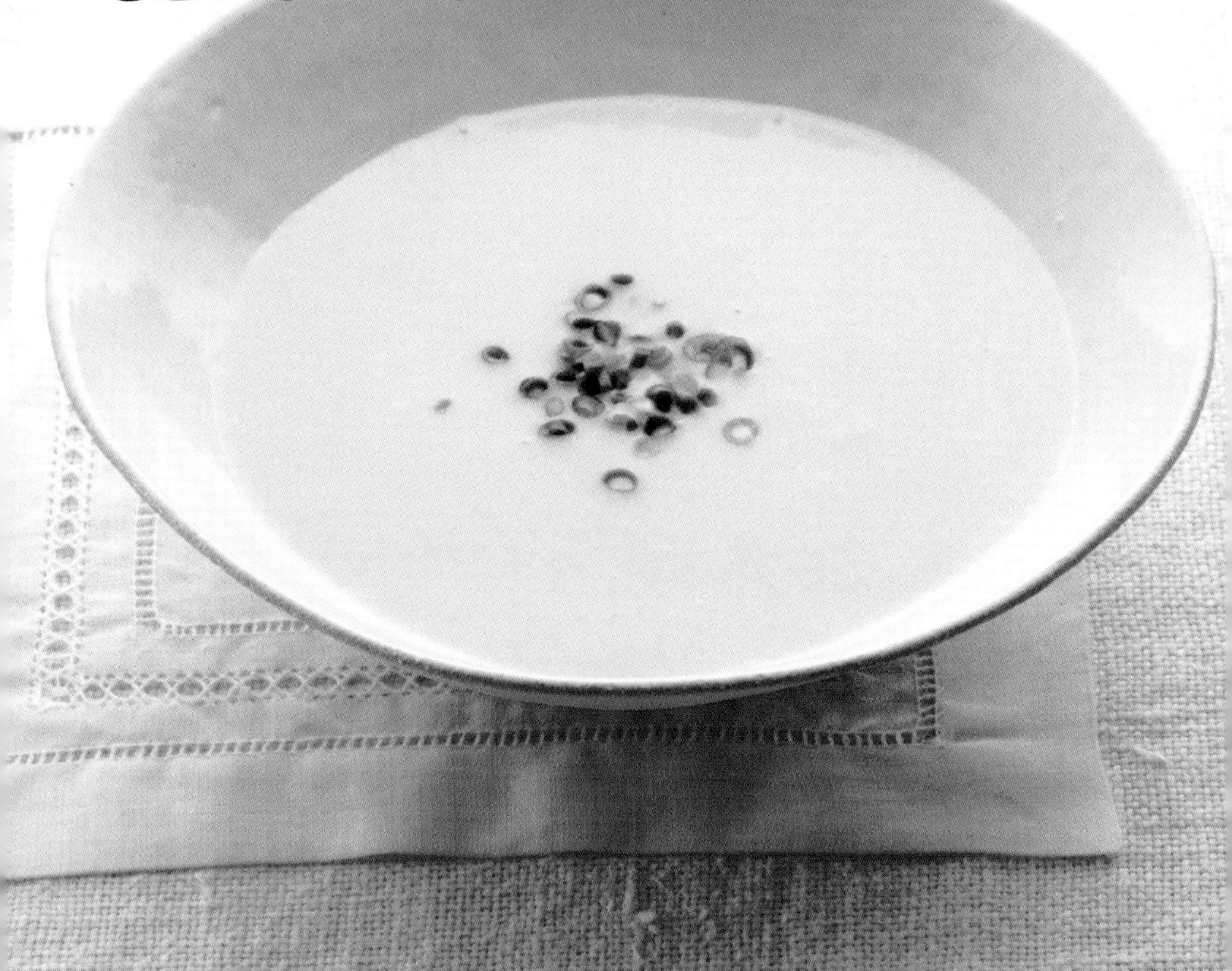

材料（2人分）

さといも …… 150g
玉ねぎ …… 1/4個
オリーブ油 …… 大さじ1
A | 水 …… 300mℓ
　| みそ …… 大さじ1
　| 豆乳 …… 150mℓ
小ねぎ …… 適量

作り方

1 さといもは皮をむいて4つに切り、玉ねぎは薄切りにし、オリーブ油と鍋に入れ、中火でじっくり炒める。

2 Aを加えて煮立て、弱火で蓋をして10分ほど煮る。

3 2をミキサーにかけてなめらかにし、鍋に戻して温める。器に盛り、刻んだ小ねぎをちらす。

食材・組み合わせ

豆乳（P45）と組み合わせることで胃腸の働きを整え、老廃物を排出し、冷たいものの食べすぎなどによって起こる不調を改善する。

冬瓜

甘味
涼性

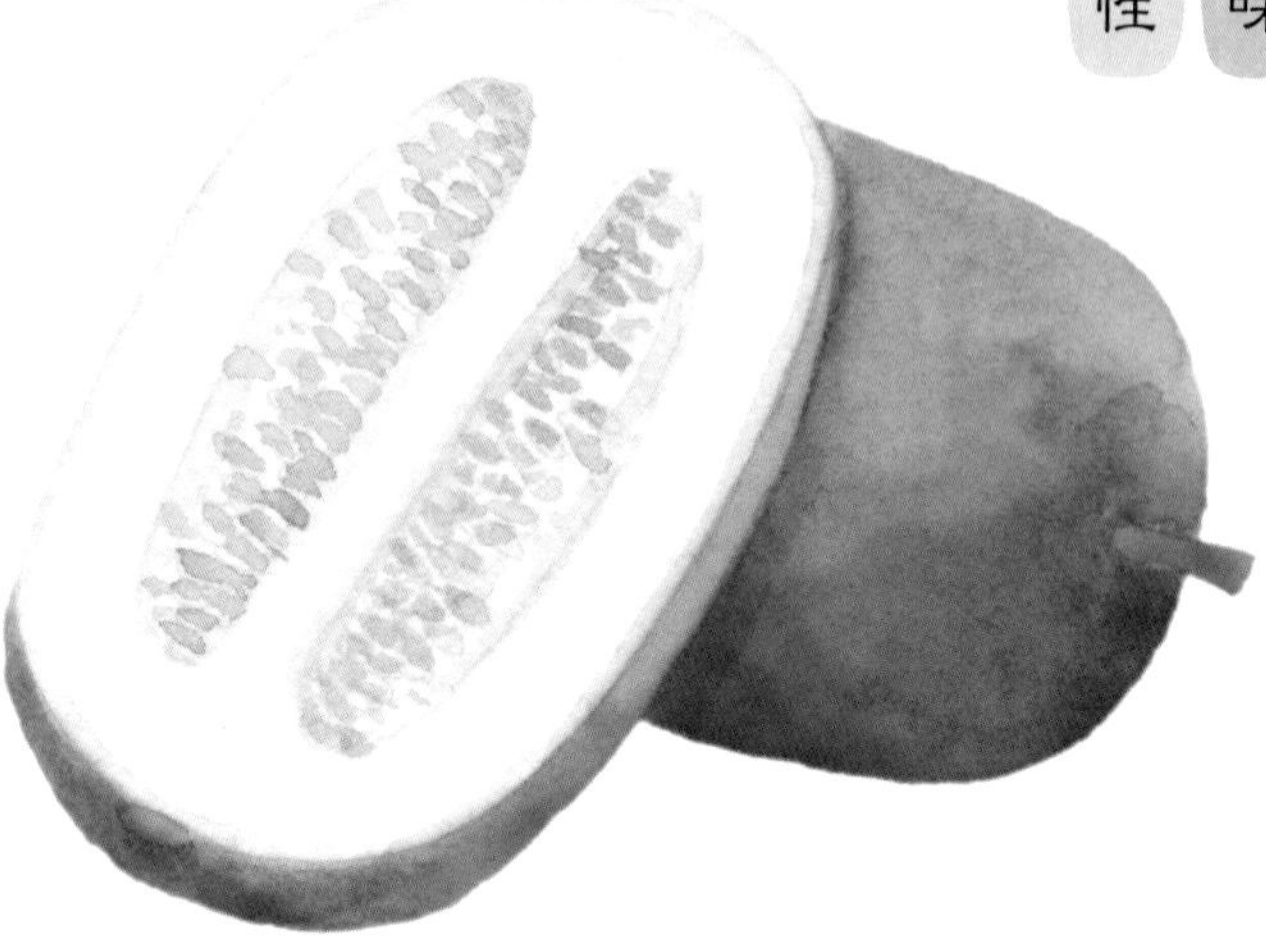

水の巡りをよくし、熱を取り去ってむくみを改善します。

【効能】

⊙利尿作用により余分な水を取り去る。
⊙喉の渇きをやわらげる。
⊙むくみを改善する。
⊙暑気あたり、夏バテの改善。
⊙吹き出物、湿疹の改善。

【栄養】

シトルリンという成分（すいか、ゴーヤにも含まれる遊離アミノ酸）には血管を拡張する作用があり、血行をよくして冷えやむくみを改善し、動脈硬化の予防を助ける。

調理のコツ

煮ものなどでは種とわたを取り除くが、スープではすべて入れてOK。ただし、種は噛みづらさもあるので、歯の弱い人は種だけ取ってもよい。

捨・流タイプ むくみ、喉の渇きを感じるとき

冬瓜とあさりのピリ辛スープ

材料（2人分）

冬瓜 ―― 200g
あさり ―― 200g
長ねぎ（みじん切り）―― 大さじ1
にんにく（みじん切り）―― 小さじ1/2
A 水 ―― 400㎖
　塩 ―― 小さじ1/4
　唐辛子（輪切り）―― 小さじ1/2
ごま油 ―― 大さじ1
しょうゆ ―― 小さじ1

作り方

1 冬瓜は皮をむいて種をざっと取り、薄いいちょう切りに、あさりは砂抜きして洗う。

2 鍋にごま油、ねぎ、にんにくを入れて弱火で炒め、香りがたったら冬瓜、Aを加えて煮立て、弱火にして蓋をし、5分ほど煮たらあさりを加える。

3 あさりに火が通ったらしょうゆを混ぜる。

食材・組み合わせ

あさり（P49）との組み合わせは体を冷やす作用が増すので、温めるねぎ、にんにく、唐辛子で味つけするのが肝心。冷やす作用がおだやかになり、巡りが調いやすくなる。

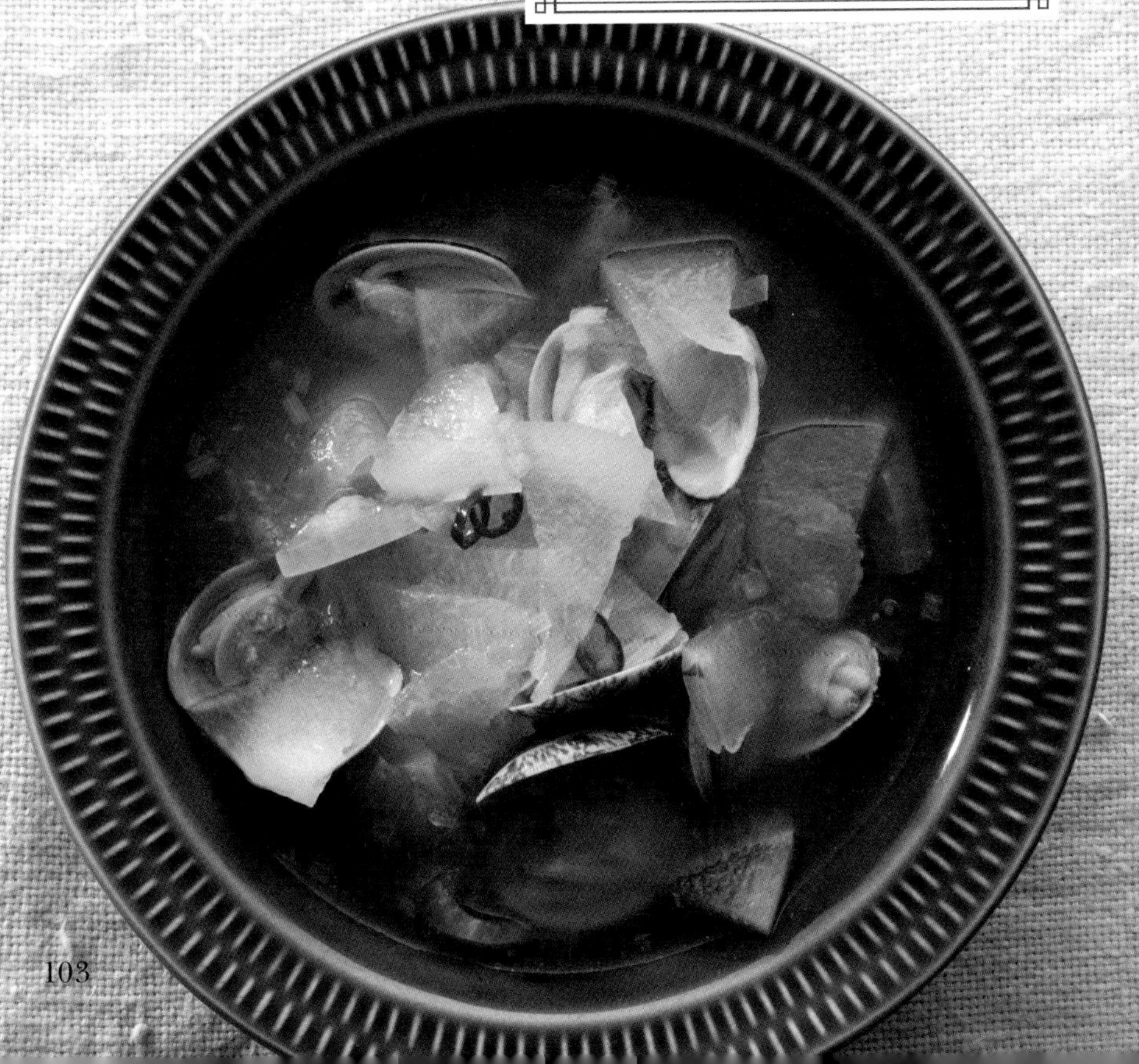

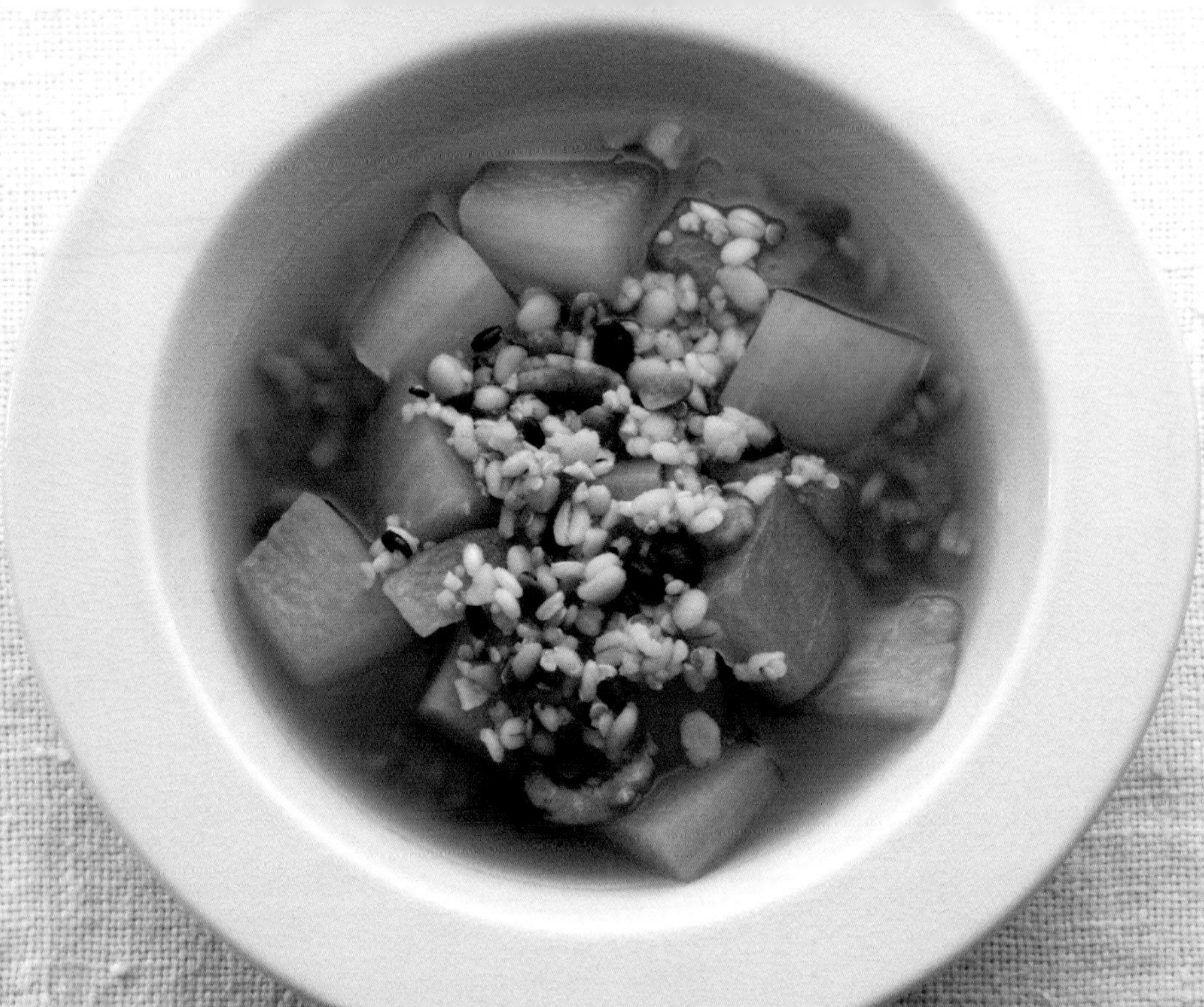

補・捨・流タイプ　むくみ、肌のトラブルを改善したいとき

冬瓜と雑穀のスープ

材料（2人分）

冬瓜 …… 300g
雑穀ミックス …… 50g
干しえび …… 5g
A｜水 …… 350mℓ
　｜塩 …… 小さじ1/4
しょうゆ …… 小さじ1

作り方

1 干しえびは水100mℓにつけ、ひと晩おいて戻す。冬瓜は皮をむいて種をざっと取り、ひと口大の角切りにする。

2 1（えびは戻し汁ごと）、雑穀、Aを鍋に入れて煮立て、弱火にして蓋をし、雑穀がやわらかくなるまで煮る。

3 火を止めてしょうゆを混ぜる。

食材・組み合わせ

雑穀ミックスはもち麦、粟、黒米、小豆などを手軽に摂ることができて便利。それぞれの効能が相乗・相互作用によって高められ、毒出し効果がアップする。

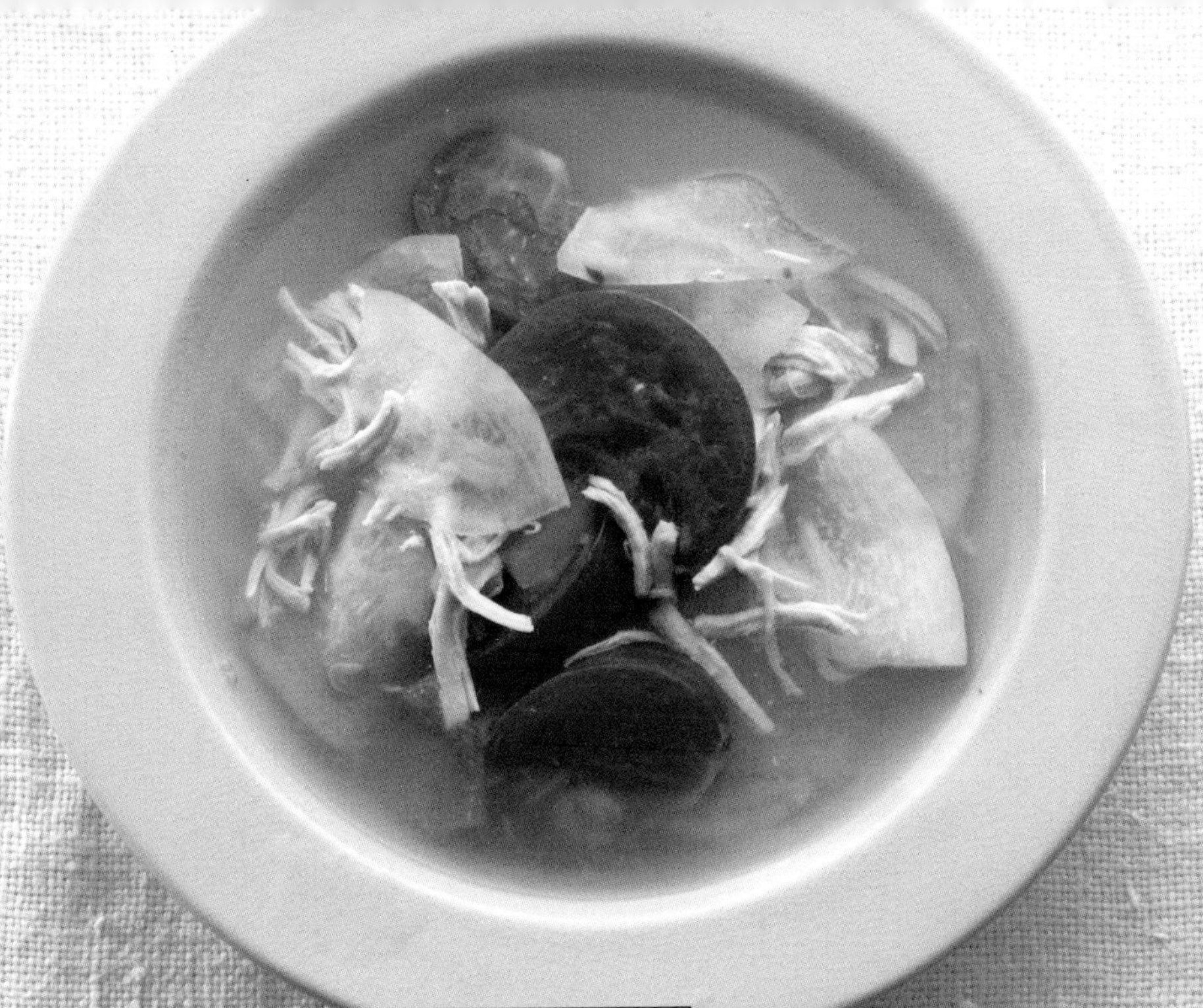

補・捨タイプ ほてり、体の渇きを感じるとき

冬瓜とささみのトマトスープ

材料（2人分）

冬瓜 …… 200g
鶏ささみ …… 2本
トマト …… 1個
A｜水 …… 400mℓ
　｜しょうが（薄切り）…… 1枚
　｜塩 …… 小さじ1/4

作り方

1 ささみ、Aを鍋に入れて中火にかけ、煮立ちそうになったら弱火にし、5分ほど煮る。ささみは取り出して細かく裂き、鍋に戻す。

2 冬瓜は皮をむき、種をざっと取って薄切りに、トマトは8等分のくし形切りにする。

3 1に2を加えて煮立て、弱火にして1分ほど煮る。

食材・組み合わせ

冬瓜とトマトはどちらも体を潤す作用があるので、渇きやすい夏によいコンビ。肌や髪の乾燥、手足のほてり、のぼせ、寝汗などを改善する。

春菊

甘味　辛味

平性

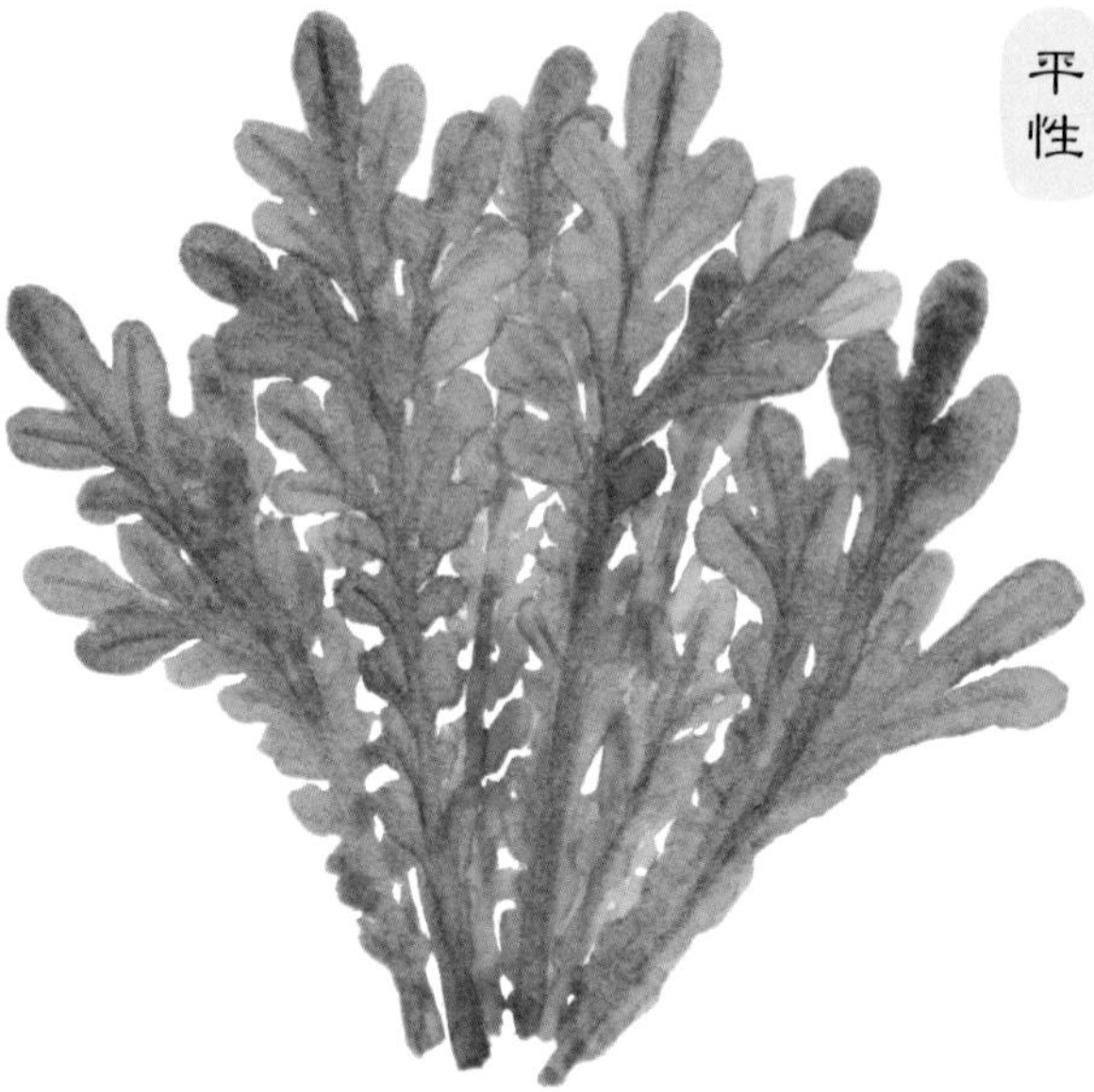

気の巡りをよくしてのぼせを冷まし、たまった老廃物を取り去ります。

【効能】

⊙気の巡りをよくする。
⊙たまった老廃物を取り去る。
⊙のぼせ、イライラを鎮める。
⊙咳、痰を改善する。
⊙肺の機能を整える。
⊙高血圧を改善する。
⊙目の充血を改善する。

【栄養】

カリウム、カルシウム、鉄、βカロテン、葉酸、食物繊維が豊富に含まれる。独特の香りはαピネンやペリルアルデヒドという成分によるもので、自律神経を整える作用がある。

調理のコツ

春菊の葉の食感と香りを生かすには、茎と分けて煮るのがおすすめ。葉を摘み、茎だけを切って先に加熱し、仕上げに葉を加えるか、葉と茎を細かく刻み、同時に加熱してもよい。

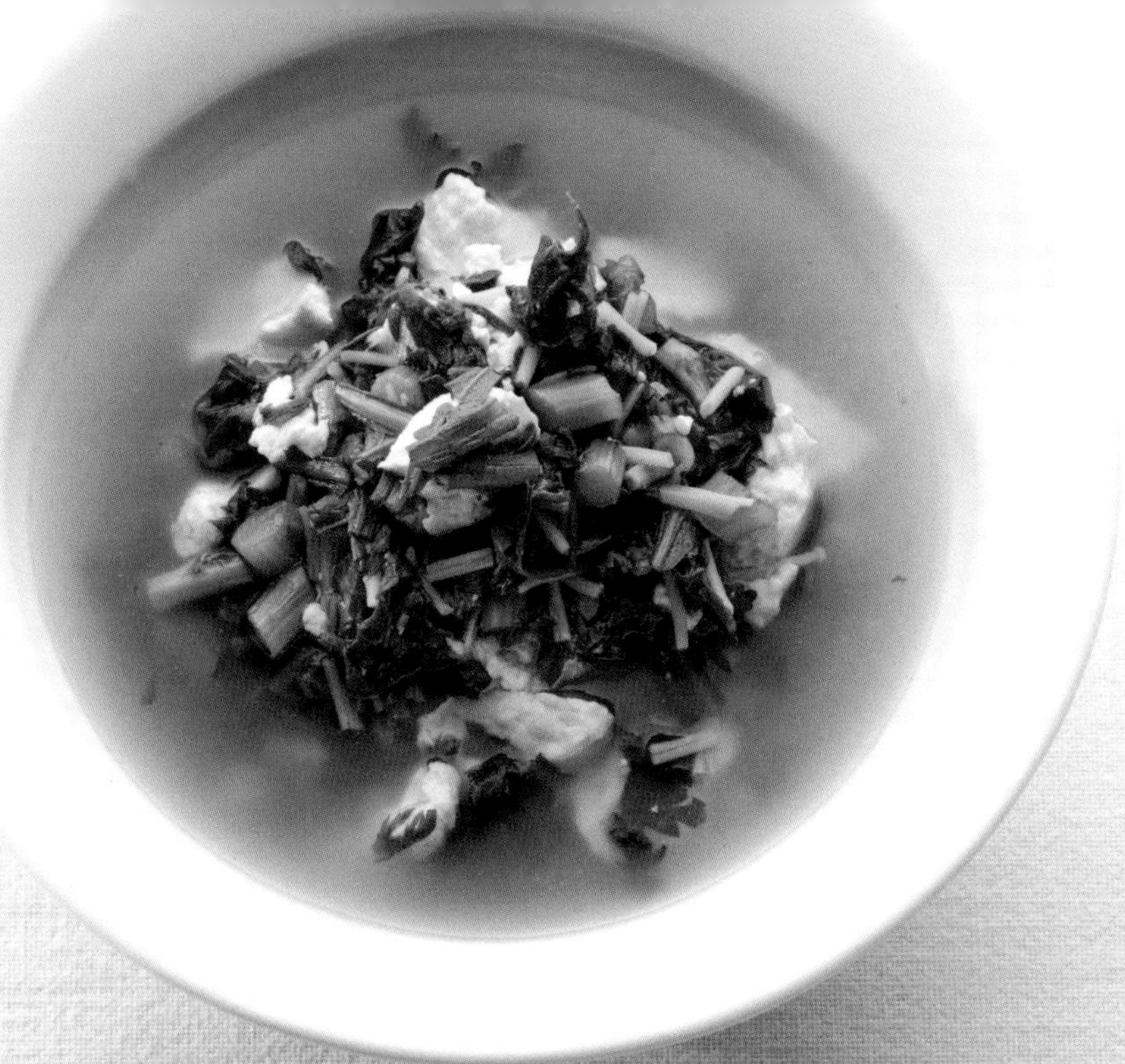

捨・流タイプ イライラして疲れが取れないとき

春菊と豆腐のスープ

材料（2人分）

春菊 …… 150g
木綿豆腐 …… 100g
えのきだけ …… 80g
A｜だし …… 450mℓ
　｜塩 …… 小さじ1/4
しょうゆ …… 小さじ1

作り方

1 春菊、えのきだけは1cmくらいの長さに切る。

2 鍋にA、えのきだけを入れて煮立て、豆腐を粗くくずし入れ、中火で1分ほど煮る。

3 春菊を加えて火を止め、しょうゆを加える。

食材・組み合わせ

豆腐（P43）と春菊の組み合わせは、潤いとともに気を補うので、巡りが滞ったときによいコンビ。とくに精神不安がある場合によい。

補・捨・流タイプ のぼせ、血圧が気になるとき

春菊と春雨のスープ

材料（2人分）

春菊 …… 150g
緑豆春雨 …… 20g
たけのこ …… 60g
鶏ひき肉 …… 60g
A ｜水 …… 450mℓ
　｜塩 …… 小さじ1/4
　｜おろししょうが …… 小さじ1
ごま油 …… 大さじ1

作り方

1 春菊は葉はざく切り、茎は斜め薄切りに、春雨はキッチンバサミで半分に切り、たけのこは細切りにする。

2 鍋にごま油、ひき肉、春菊の茎、たけのこを入れて中火でさっと炒め、Aを加えて煮立て、春雨を加えて弱火で5分ほど煮る。

3 春菊の葉を加えて火を止める。

食材・組み合わせ

たけのこ（寒、甘）は、熱を取って解毒に働き、むくみ、便秘、喉の渇きを改善する。春菊と合わせることで毒出し効果をアップさせる。

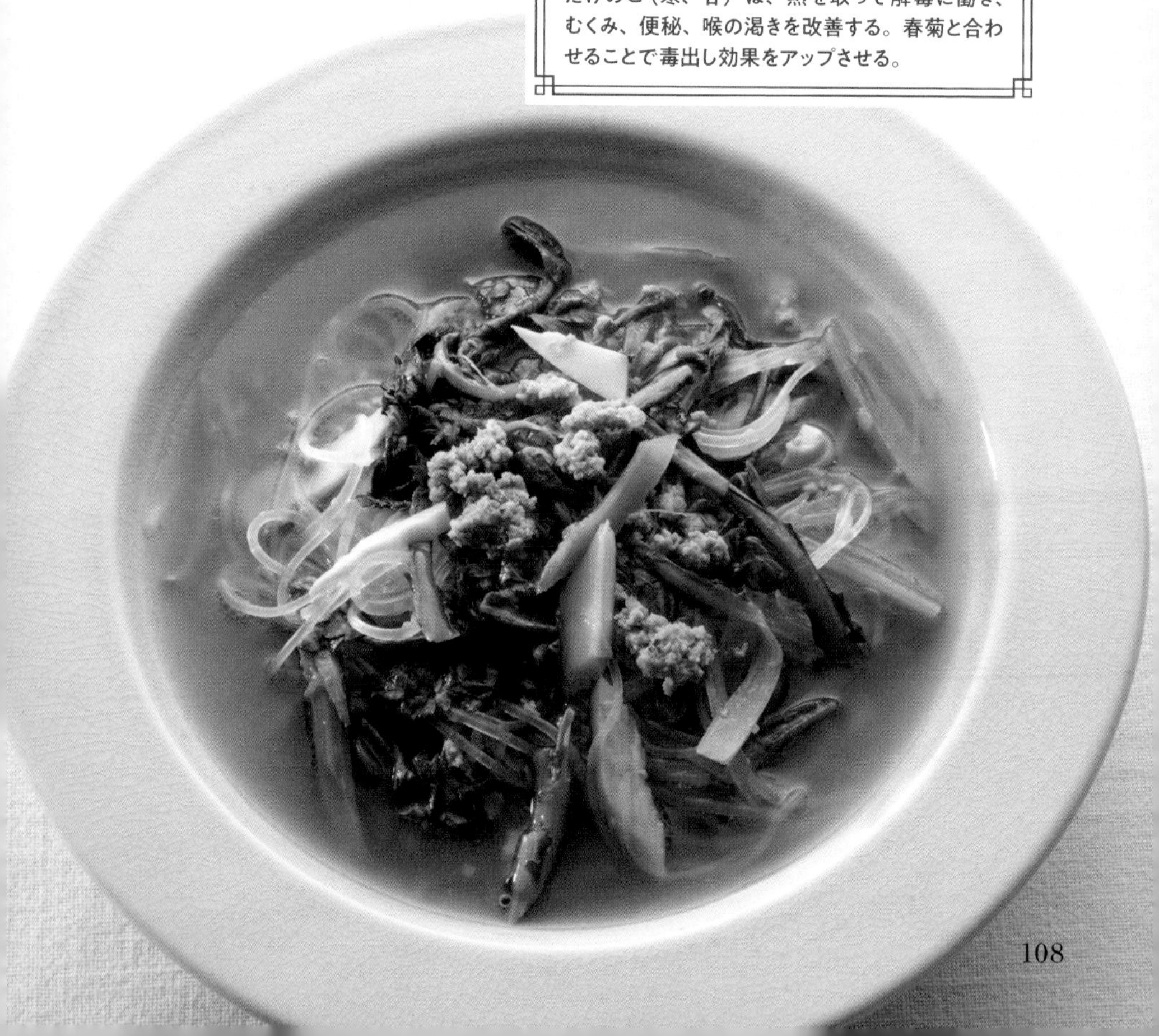

捨・流タイプ むくみ、しこりを改善したいとき

春菊ととろろ昆布のおすまし

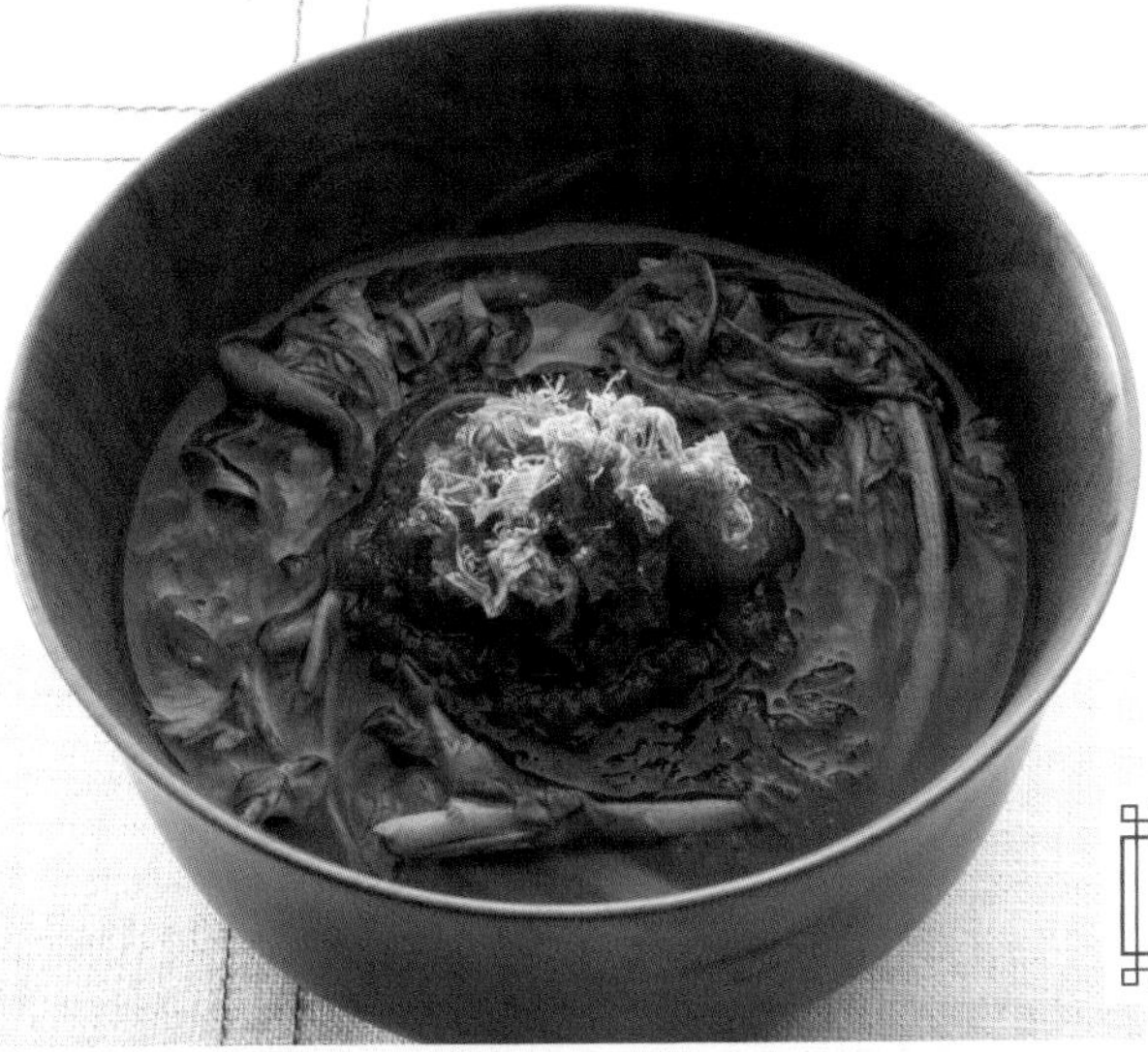

材料（2人分）

春菊 …… 150g

とろろ昆布 …… 4g

A｜だし …… 400mℓ
 ｜塩 …… 小さじ1/4
 ｜薄口しょうゆ …… ひとたらし

作り方

1 春菊は葉を摘み、茎は斜め薄切りにする。

2 鍋にAを煮立て、1の茎を加えてひと煮し、1の葉、とろろ昆布を加えて火を止める。

食材・組み合わせ

とろろ昆布（P41）はしこりをやわらかくし、水分代謝をよくする。

補・捨・流タイプ 体力低下、肌のトラブルを感じるとき

春菊と豚しゃぶのスープ

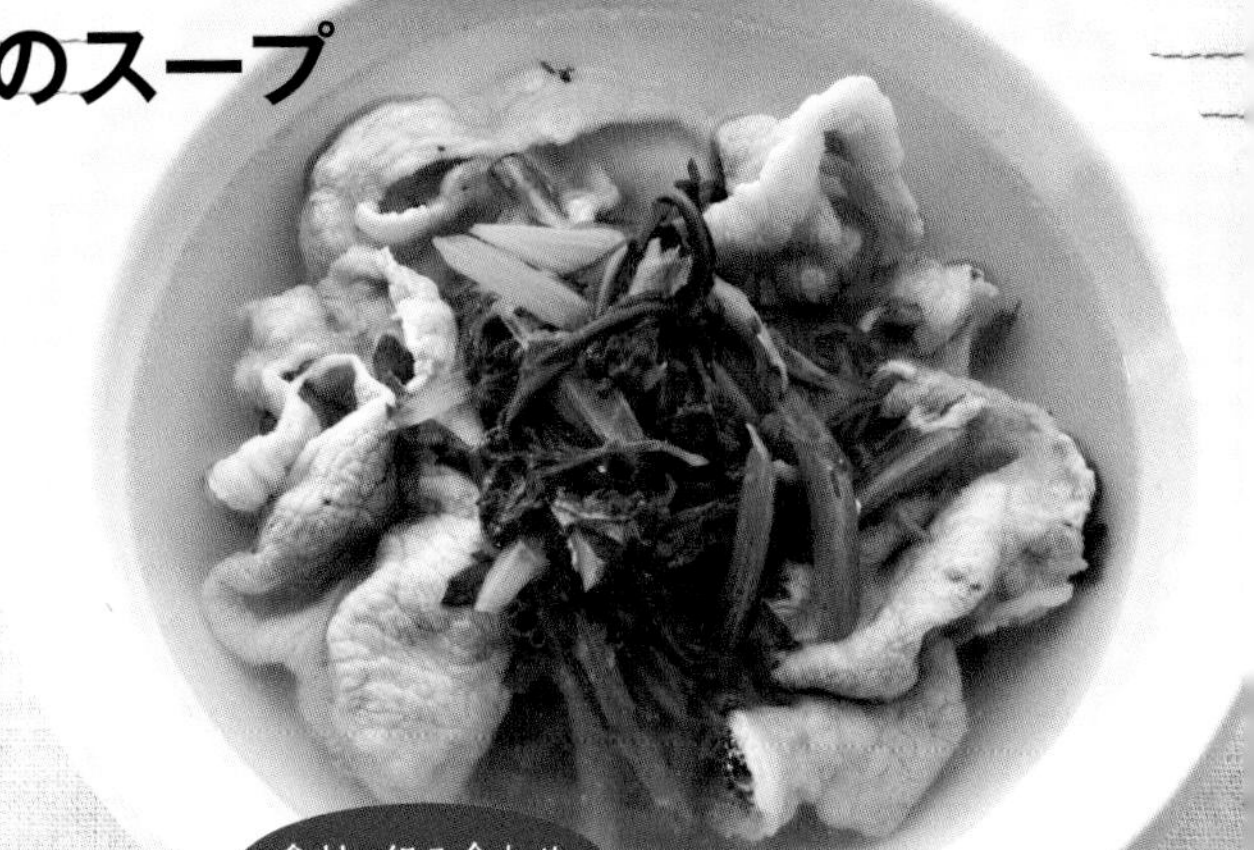

材料（2人分）

春菊 …… 150g

豚肉（しゃぶしゃぶ用）…… 80g

A｜水 …… 450mℓ
 ｜塩 …… 小さじ1/4
 ｜しょうが（薄切り）…… 1枚

作り方

1 春菊は葉を摘み、茎は斜め薄切りにする。

2 鍋にAを煮立てて1の茎を加え、肉を1枚ずつ加えて火が通ったら1の葉を加える。

食材・組み合わせ

豚肉（P92）は体力回復によい食材。春菊と一緒に摂ると、それぞれの利点が生かせる。老廃物を排出しながら潤いを補うので、肌の健康維持にもよい。

なす

甘味　平性

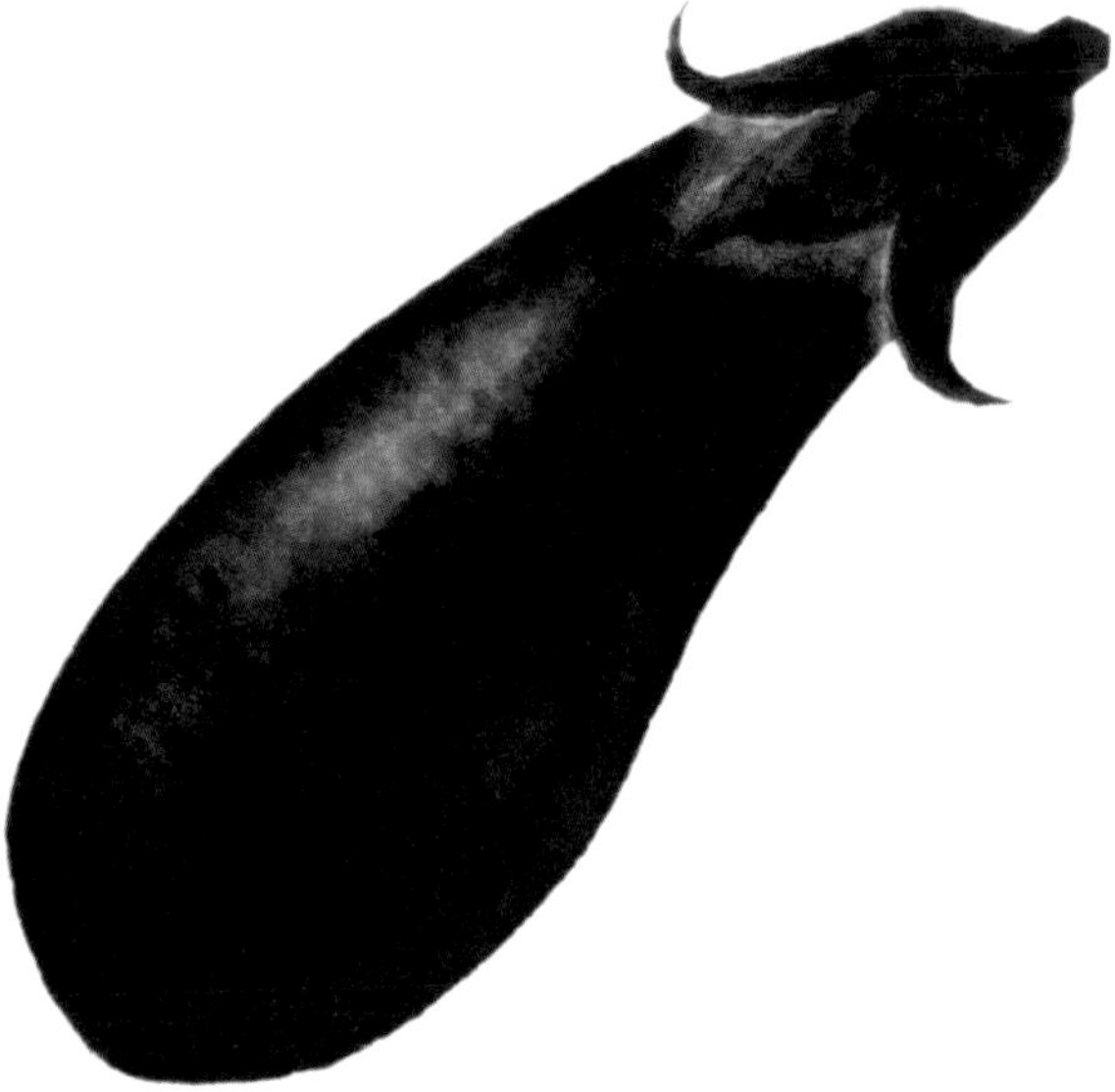

血と水の巡りをよくし、むくみや食欲不振を改善します。

【効能】

⊙余分な水を取り去る。
⊙血の巡りをよくする。
⊙発熱、ほてりを鎮める。
⊙喉の渇きをやわらげる。
⊙むくみを改善する。
⊙食欲不振、お腹の張りを改善。

【栄養】

皮の濃い紫色はアントシアニンというポリフェノール。抗酸化作用が高く、コレステロール値を低下させたり、肝機能を整えるなどの働きが報告されている。

調理のコツ

なすは皮をむく料理も多いが、皮に含まれる成分が摂れないのでスープには皮ごと使うのがおすすめ。また、切ったらすぐに調理すれば、アク抜きも必要なし。

捨・流タイプ むくみ、ほてり、お腹の張りを感じるとき

なすとピーマンのにんにくスープ

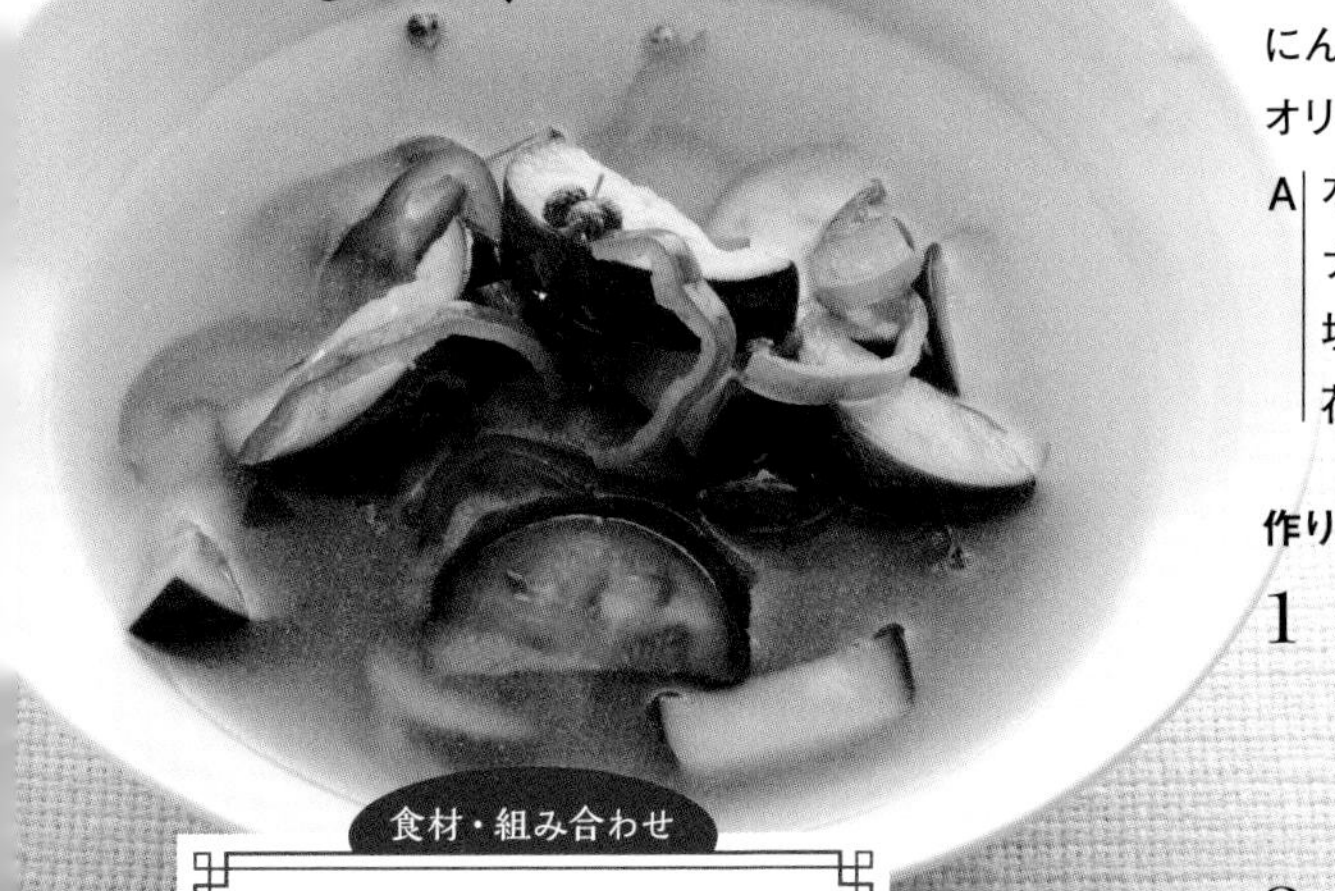

材料（2人分）

なす …… 2個
ピーマン …… 1個
にんにく（みじん切り）…… 1片分
オリーブ油 …… 大さじ2
A ｜水 …… 400mℓ
　｜ナンプラー …… 小さじ1
　｜塩 …… ひとつまみ
　｜花椒 …… 小さじ1/2

作り方

1 なすは半月切り、ピーマンは繊維を断つように細切りにし、にんにく、オリーブ油と鍋に入れ、中火でしっかり炒める。

2 Aを加えて煮立て、弱火にして1分ほど煮る。

食材・組み合わせ

なすの冷やす作用をやわらげるため、熱性の花椒（P31）をプラス。

補・捨・流タイプ 喉の渇き、むくみを改善したいとき

なすときゅうりの冷たいスープ

材料（2人分）

なす …… 2個
きゅうり …… 1本
A ｜だし …… 300mℓ
　｜おろしにんにく …… 小さじ1/2
　｜みそ …… 大さじ1強
　｜酢 …… 大さじ1
　｜ごま油 …… 大さじ1/2
糸唐辛子、すり白ごま …… 各適量

作り方

1 なすは薄い半月切り、きゅうりは薄い輪切りにし、それぞれ軽く塩もみ（分量外）してしぼる。

2 Aを混ぜ、1を加えて冷蔵庫で冷やす。器に盛ってすりごま、糸唐辛子をちらす。

食材・組み合わせ

にんにく、唐辛子（P31）で冷やしすぎずに巡りを調える。

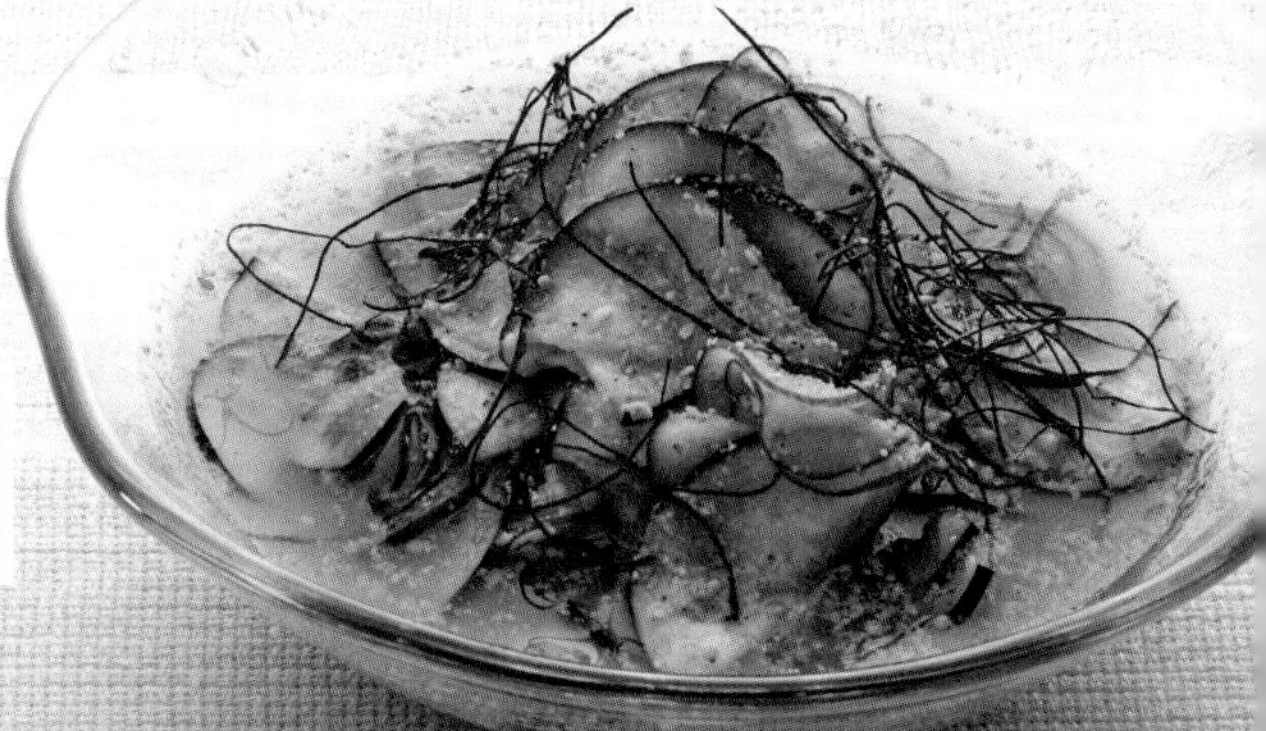

著者　**幸井俊高**（こういとしたか）

中医師、薬剤師。帝国ホテルプラザ内「薬石花房 幸福薬局」代表。
東京大学薬学部、中国・国立北京中医薬大学卒業。アメリカ・ジョージワシントン大学経営大学院修了。『薬膳レシピ12か月』（NHK出版）、『漢方でアレルギー体質を改善する』（講談社）、『ハンディ版 舌をみれば病気がわかる』（小社）など著書多数。

レシピ監修　**幸井由紀子**（こういゆきこ）

国際中医薬膳師。「薬石花房 幸福薬局」にて薬膳部門担当。
『薬膳レシピ12か月』は夫との共著。

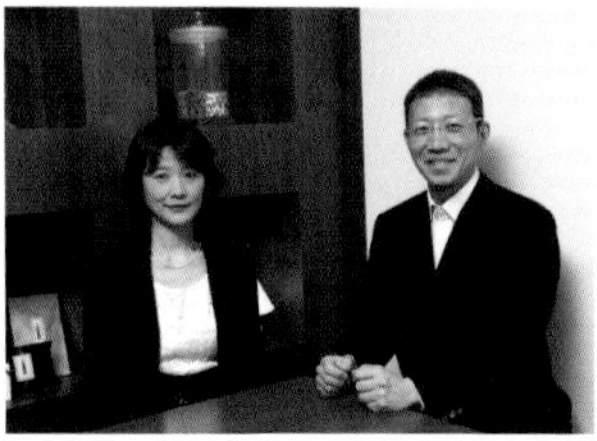

薬石花房　幸福薬局
https://kofukuyakkyoku.com/
〒100-0011
東京都千代田区内幸町1-1-1　帝国ホテルプラザ4階
03-3580-0259（完全予約制）

中医師、薬膳師として活躍する幸井夫妻。

本書の内容に関するお問い合わせは、お手紙かメール（jitsuyou@kawade.co.jp）にて承ります。恐縮ですが、お電話でのお問い合わせはご遠慮くださいますようお願いいたします。

おうちで薬膳 毒出しスープ

2020年10月20日　初版印刷
2020年10月30日　初版発行

著　者　幸井俊高
発行者　小野寺優
発行所　株式会社河出書房新社
〒151-0051
東京都渋谷区千駄ヶ谷2-32-2
電話　03-3404-1201（営業）
03-3404-8611（編集）
http://www.kawade.co.jp/

印刷・製本　凸版印刷株式会社

Printed in Japan
ISBN978-4-309-28827-7

Editorial Staff

撮影＊安田裕
イラスト＊松野美穂
ブックデザイン＊GRiD（釜内由紀江、清水桂）
編集・料理＊キムアヤン
校正＊遠藤三葉（ディクション）